C.H.BECK WISSEN

Viren, obgleich besonders klein und einfach gebaut, zählen nicht erst seit der Corona-Pandemie zu den am meisten gefürchteten Krankheitserregern des Menschen. Ihre ebenso raffinierten wie effektiven Vermehrungs-, Anpassungs- und Infektionstechniken machen es schwer, sie wirkungsvoll zu bekämpfen. Doch unser von Jahr zu Jahr wachsendes Wissen um die Viren hat auch zu erheblichen Fortschritten bei der Vorbeugung virusbedingter Erkrankungen und ihrer Behandlung geführt. Das ist auch bei dem neuartigen Coronavirus SARS-CoV-2 wieder zu beobachten.

In diesem Buch erläutert eine international renommierte Wissenschaftlerin den Aufbau und die vielfältigen Erscheinungsformen der Viren. Sie erklärt, auf welch subtile Weise uns Viren erkranken lassen, und beschreibt die wichtigsten Mittel und Techniken der modernen Virusbekämpfung.

Susanne Modrow ist Professorin am Institut für Medizinische Mikrobiologie der Universität Regensburg. Sie ist Autorin zahlreicher Artikel sowie Mitautorin des Standardwerkes «Molekulare Virologie» (4. Auflage 2022).

Susanne Modrow

VIREN

Grundlagen, Krankheiten, Therapien

C.H.Beck

Die erste Auflage dieses Buches erschien 2001.
Für die zweite Auflage wurde der Text vollständig überarbeitet, aktualisiert und um ein Kapitel ergänzt.

Mit 14 Abbildungen und 5 Tabellen

Die Abbildungen 1, 2, 4 sowie 8–14 stammen aus:
Susanne Modrow/Uwe Truyen/Hermann Schätzl,
Molekulare Virologie, 4. Auflage 2021. 2022, Springer Spektrum,
reproduziert mit Genehmigung von SNCSC.

2., vollständig überarbeitete Auflage. 2022
Originalausgabe

www.chbeck.de
Reihengestaltung: Uwe Göbel (Original 1995, mit Logo),
Marion Blomeyer (Überarbeitung 2018)
Umschlagabbildung: © Shutterstock
Satz: Fotosatz Amann, Memmingen
Druck und Bindung: Druckerei C.H.Beck, Nördlingen
Printed in Germany
ISBN 978 3 406 76510 0

myclimate

klimaneutral produziert
www.chbeck.de/nachhaltig

Inhalt

I. Ein Virus – was ist das?

1. Seit wann kennt man Viren?

Viren sind kleine, einfach aufgebaute Krankheitserreger, die in die Zellen eines Organismus eindringen. Sie vermehren sich nicht wie alle anderen Zellen durch die Zunahme von Masse und anschließende Teilung, sondern verwenden die molekularen Bestandteile der von ihnen befallenen Zellen für die Bildung einer Vielzahl von Nachkommen – sie sind also Zellparasiten. Die moderne Molekularbiologie, Genetik und Gentechnologie haben dazu beigetragen, dass man jedes Jahr eine explosionsartig wachsende Zahl von neuen Viren identifiziert. Auf der Basis dieser Grundlagen konnte man auch das Wissen über die Details des Aufbaus und der Struktur von Viren, die Art und Weise ihrer Vermehrung und ihrer Verbreitung vervollständigen. Nicht zuletzt dieses Verständnis hat dazu geführt, dass bereits ein Jahr nach dem ersten Auftreten einer neuen Virusinfektion, nämlich des SARS-CoV-2, schützende Impfstoffe und erste antivirale Medikamente zur Behandlung der mit der Infektion verbundenen Erkrankungen verfügbar waren – ein Prozess, der vor einigen Jahrzehnten noch undenkbar gewesen wäre.

Das erste Wissen von Viren stammt jedoch aus einer Zeit, in der man von all den uns heute bekannten Einzelheiten nichts wusste. Man kannte Erkrankungen, bei denen man vermutete, dass sie von *Giften* verursacht wurden. Auch mit den im 19. Jahrhundert verfügbaren Methoden konnte man in einigen Fällen weder Bakterien, Protozoen oder andere Kleinstlebewesen in den die Krankheit verursachenden Stoffen entdecken. Erst Versuche, bei denen man die Erkrankung durch Einsatz unterschiedlicher Verdünnungen der gifthaltigen Materialien auf Tiere oder Pflanzen übertrug, zeigten, dass die krankmachende Wirkung unabhängig von der eingesetzten Giftmenge war: Aus Versuchstieren, die man mit sehr hohen Verdünnungen der krankmachenden Stoffe behandelte, ließen sich – trotz der ursprünglich angewandten geringen Menge – sehr viele der krankmachenden Substanzen zurückgewinnen. Dies legte den Verdacht nahe, dass diese Gifte die Eigenschaft besaßen, sich in den Organismen zu vermehren. Für diese vermehrungsfähigen Gifte führte man die Bezeichnung *Virus*, also das lateinische Wort für Gift oder Schleim, ein.

Dass Viren sehr klein sein müssen und nicht einmal die Größe der ebenfalls sehr kleinen Bakterien erreichten, erkannte man, weil man sie in Lichtmikroskopen – sie waren ab dem Ende des 17. Jahrhunderts verfügbar – nicht sehen konnte. Dies gelang erst beim Einsatz der von Ernst Ruska 1940 entwickelten Elektronenmikroskope. Dass die Viren deutlich kleiner sind als Bakterien, konnte jedoch schon Dimitri I. Iwanowski 1892 in St. Petersburg zeigen. Er reinigte Extrakte aus Tabakpflanzen, die von der Mosaikkrankheit befallen waren, und nutzte dabei Filter, deren Poren einen Durchmesser von etwa 0,2 Mikrometern aufwiesen und für Bakterien bekannterweise undurchlässig waren. Mit den bakterien- und zellfreien Filtraten gelang es Iwanowski trotzdem, die Mosaikerkrankung auf bislang gesunde Tabakpflanzen zu übertragen – das Tabakmosaikvirus war so als erstes Virus entdeckt.

Dass filtrierbare Erreger auch Bakterien infizieren, entdeckten Frederick Twort und Felix d'Herelle in den Jahren 1916 und 1917. Ihnen fiel dabei vor allem die Eigenschaft dieser Viren auf, mit der sie Bakterien lysieren. Sie nannten sie deshalb *Bakteriophagen* (griechisch *phagein* für essen). Mit ähnlichen Versuchsansätzen hat Friedrich Loeffler 1898 in Greifswald gezeigt, dass die Maul- und Klauenseuche durch Viren hervorgerufen wird. Er entdeckte damit das erste tierpathogene Virus, also ein Virus, das in Tieren Erkrankungen verursacht. Zwei Jahre später zeigte Walter Reed in den USA, dass auch das Gelbfieber – eine in Afrika sowie Süd- und Mittelamerika weitverbreitete Seuchenerkrankung des Menschen – durch ultrafiltrierbare Agenzien – also Viren – verursacht und von Stechmücken übertragen wird. Nach der Entdeckung dieses ersten humanpathogenen Virus folgten 1903 die Tollwut- sowie die Kaninchenmyxomviren und 1908 die Geflügelleukämieviren. 1911 beschrieb Peyton Rous, dass Viren auch Krebs hervorrufen können. Er bewies, dass Bindegewebstumore in Geflügel durch Virusinfektionen entstehen. Die von ihm beschriebenen Erreger wurden nach ihm *Rous-Sarkom-Viren* benannt, 1966 wurde Peyton Rous für diese Entdeckung der Nobelpreis verliehen. Inzwischen wissen wir, dass auch etliche andere Krebserkrankungen der Säugetiere durch Viren verursacht sind. Aktuell schätzt man, dass Virusinfektionen für etwa 25 Prozent der menschlichen Tumoren verantwortlich sind.

Die Erforschung der Poliomyelitis (spinale Kinderlähmung) war über Jahrzehnte ein treibender Motor der Virusforschung. Diese mit Lähmungen verbundene entzündliche Erkrankung der grauen Rückenmarksubstanz war – wie einige historische Hinweise vermuten lassen – wohl schon 1500 Jahre vor Christi Geburt bekannt. Sie nahm im 18. und 19. Jahrhundert zahlenmäßig stark zu und wurde 1840 von Jacob von Heine und wenig später von Oskar Medin als Kinderlähmung beschrieben. 1909 zeigten Karl Landsteiner und Emil Popper in Wien, dass die mittlerweile auch als Heine-Medin-Krankheit bekannte Kinderlähmung von einem ultrafiltrierbaren Erreger – also einem Virus – verursacht wird und dass man sie auf Affen übertragen kann. Der Pathologe Karl Landsteiner bekam aber 1930 für eine andere, zuvor gemachte Entdeckung den Nobelpreis: 1900, neun Jahre bevor er das Virus der Kinderlähmung fand, hatte er als Erster das AB0-Blutgruppensystem des Menschen beschrieben.

In der ersten Hälfte des 20. Jahrhunderts verzeichnete man eine deutliche Zunahme der Kinderlähmung, zugleich verschob sich die Erkrankung vom Kleinkind- ins Erwachsenenalter. Heute wissen wir, dass hierfür die Maßnahmen für eine verbesserte öffentliche Hygiene mit verantwortlich waren, die – wie beispielsweise die Einführung einer Abwasserkanalisation in den Städten zu Beginn des 20. Jahrhunderts und der Verzicht auf Düngung der Felder mit menschlichen Exkrementen – langsam zu greifen begannen. Der Erstkontakt der Menschen mit etlichen Krankheitserregern verschob sich dadurch vom Kleinkind-

ins spätere Lebensalter: Auch die Kinderlähmung wurde so zur Erwachsenenlähmung. Während die Infektionen bei Säuglingen und Kleinkindern wegen der während der ersten Lebensmonate im Blut vorhandenen mütterlichen Antikörper einen meist milden Verlauf ohne andauernde Lähmungen nahmen, verliefen sie im Erwachsenenalter schwer. Todesfälle und lebenslang andauernde Lähmungen waren die Folge. In den USA war diese deutliche Zunahme der Kinderlähmungsfälle ebenfalls zu verzeichnen – unter anderem erkrankte daran der spätere Präsident Franklin D. Roosevelt; er blieb lebenslang an den Rollstuhl gebunden. Er selbst war es, der im Jahr 1938 die National Foundation for Infantile Paralysis gründete, die unter der Bezeichnung «March of Dimes» das erste große Spendenprogramm zur Erforschung einer Krankheit in den USA initiierte. Unter dem Motto «Let's dance so that others can walk» wurde vor allem die wohlhabende Bevölkerung bei verschiedenen gesellschaftlichen und sozialen Anlässen zu Spenden aufgerufen. Die Initiative wurde zu einem der größten Fundraising-Programme des 20. Jahrhunderts. Die eingeworbenen Spendengelder ermöglichten nicht nur die Erforschung der Poliomyelitis, sondern erbrachten zugleich auch viele neue Erkenntnisse in anderen Bereichen von Medizin und Biologie.

Einer der großen Erfolge dieses Programms war die Entdeckung des sogenannten zytopathischen Effektes, den die Infektion der Polioviren in der Gewebekultur hervorruft. 1928 hatten H. B. und M. C. Maitland diese Methode eingeführt, bei der man kleine Gewebestückchen in Glasflaschen oder -schalen in serumhaltiger Flüssigkeit kultivierte. Die auswachsenden Zellen konnte man mit Viren infizieren, ihre erfolgte Vermehrung wies man dann meist in Tierversuchen nach. Ab den vierziger Jahren standen auch Antibiotika zur Verfügung, deren Beigabe in die Kulturflüssigkeit bakterielle Kontaminationen unterband und die Methode der Gewebekultur deutlich vereinfachte und handhabbar werden ließ. 1949 zeigten J. F. Enders und Mitarbeiter, dass sich die Zellen in der Kultur bei Infektion mit dem Poliovirus morphologisch veränderten. Diese Veränderungen waren als zytopathischer Effekt einfach im Lichtmikroskop zu erkennen und ermöglichten Renato Dulbecco und Margarete Vogt drei Jahre später, nämlich 1952, die Entwicklung des Plaque-Testes. Durch ihn konnte man erstmals die Anzahl infektiöser Viren in Blut oder anderen Biopsiematerialien und in Kulturflüssigkeiten bestimmen. Da nun die Polioviren unter kontrollierbaren Bedingungen in der Gewebekultur gezüchtet werden konnten, war die Grundlage für die Entwicklung der beiden Impfstoffe gegen die Kinderlähmung gelegt. Der von Jonas E. Salk entwickelte Totimpfstoff und die als «Schluckimpfung» bekannte Lebendvakzine mit abgeschwächten Polioviren, die Albert B. Sabin etablierte, waren für die Kontrolle der Poliomyelitis entscheidend. Ihrem flächendeckenden Einsatz ist zu verdanken, dass die Typen 2 und 3 der Polioviren seit 2015 bzw. 2019 von der Weltgesundheitsorganisation WHO für weltweit ausgerottet erklärt werden konnten und auch Infektionen mit Poliovirus Typ 1 nur noch vereinzelt auftreten – überwiegend in Kriegsgebieten, die für die Impfteams nicht zugänglich sind. So gelang es schließlich, diese gefährliche Krankheit gut 100 Jahre nach der Charakterisierung des Poliovirus durch Karl Landsteiner auf der Erde fast auszurotten.

Die Erforschung der Viren und ihrer Vermehrung war jedoch nicht nur für die Klärung und die Bekämpfung der von ihnen verursachten Krankheiten von höchster Wichtigkeit. Gerade weil es sich bei Viren um kleine, im Vergleich zu Zellen oder gar höheren Organismen überschaubare Systeme aus relativ wenigen Komponenten handelt, erbrachte die Virusforschung essentielle Erkenntnisse in der Molekularbiologie. Die Klärung vieler grundlegender Vorgänge bei der Kontrolle der Genexpression wie die Wirkung von Enhancer-(Verstärker-)Elementen zur Steigerung der Genaktivität oder das Spleißen der Transkripte (mRNAs), die als große Vorläuferprodukte synthetisiert werden, sowie das Vorliegen der DNA im Komplex mit Histonproteinen, also in Nukleosomenstrukturen, sind Kinder der Virusforschung. Es war eine äußerst fruchtbare Wechselbeziehung, die glücklicherweise noch immer gepflegt wird. Mit den heutigen Techniken der Molekularbiologie stehen uns im 21. Jahrhundert jedoch ganz andere Mittel zur Charakterisierung und Erforschung der

Biologie der Viren und der Pathogenese der viralen Infektionen zur Verfügung als den Forschern vor 50 Jahren. So ist es problemlos möglich, die Genomsequenzen eines neu aufgetretenen Virus innerhalb von nur wenigen Tagen nach seiner Isolierung zu entschlüsseln. Auf diese Weise lernt man auch die Genprodukte kennen, für deren Synthese die Erbinformation verantwortlich ist, man bekommt Hinweise, wie die Produktion dieser Substanzen kontrolliert wird, welche Funktionen sie möglicherweise haben und welchen Veränderungen sie unterliegen. Und dennoch: Trotz all dieses Wissens erstaunen die Viren auch die erfahrensten Virologen immer wieder mit den Tricks, die sie auf Lager haben, um sich zu vermehren, ihr Überleben zu sichern und den körpereigenen Abwehrsystemen zu entgehen.

Auf die meisten Details der Virusinfektionen kann im Rahmen dieses kleinen Buches leider nicht eingegangen werden, sie sind den großen Lehrbüchern und Übersichtswerken vorbehalten, die am Ende des Textes als weiterführende Literatur aufgeführt sind. Es wird aber versucht, dem interessierten Laien einen allgemeinen Überblick darüber zu geben, was Viren sind, wie sie sich vermehren, warum wir an ihren Infektionen regelmäßig erkranken und uns neue Viren immer wieder überraschen.

2. Wie sind Viren aufgebaut, woraus bestehen sie?

Infektiöse Viren sind kleine Partikel mit Durchmessern von etwa 20 nm (Parvoviren) bis 300 nm (Pockenviren); diese geringe Größe macht sie ultrafiltrierbar, das heißt, sie werden durch bakteriendichte Filter nicht zurückgehalten. Alle Viren bestehen aus zwei Grundbestandteilen: (1) Proteinen, die sich gewissermaßen zu Hohlkörpern (Kapsiden) zusammenlagern, und (2) Nukleinsäuren, welche die Erbinformation des Virus, also das Virusgenom, repräsentieren und in den Kapsiden enthalten sind. Das Genom ist mit den Regionen an den Innenseiten der Kapside verbunden oder mit speziellen Nukleinsäure bindenden Virusproteinen komplexiert. Diese Wechselwirkungen schützen das Genom vor schädigenden Umwelteinflüssen oder Nukleinsäure abbauenden Enzymen (Nukleasen) (Abb. 1). Je nach Virustyp

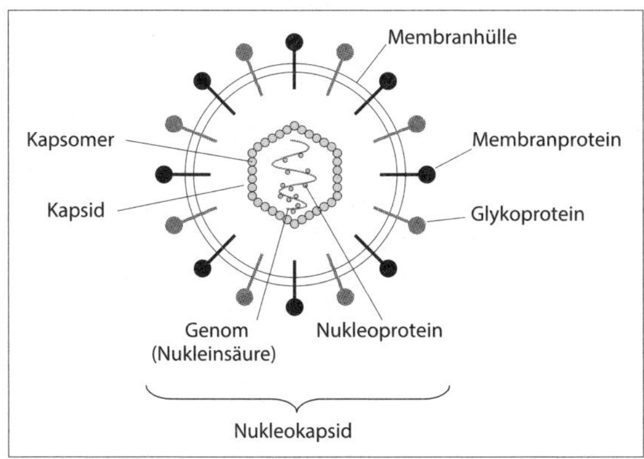

Abb. 1: Schematische Darstellung der Komponenten eines Virus. Im Inneren des hier ikosaedrisch-sphärischen Viruspartikels findet man die virale Nukleinsäure (DNA oder RNA). Dabei handelt es sich um die virale Erbinformation (Genom); sie kann mit Nukleinsäure bindenden Proteinen (Nukleoproteinen) komplexiert sein. Dieser Komplex wird auch als Nukleokapsid bezeichnet und ist in ein Kapsid eingeschlossen. Das Kapsid ist ein Hohlkörper aus Proteinen; die im Elektronenmikroskop unterscheidbaren Proteinkomponenten bezeichnet man als Kapsomere. Die Kapside können von einer Membran (Lipiddoppelschicht) umhüllt sein, in welcher virale Membran- und/oder Glykoproteine enthalten sind; über diese Membranhülle verfügen nicht alle Viren.

findet man einen sphärisch-kugeligen oder einen stäbchenförmig-zylindrischen Partikelaufbau. Die Kapsid- oder Strukturproteine werden auch *Kapsomere* genannt. Sie bestehen wie jedes Protein aus einer Abfolge der 20 verschiedenen, natürlicherweise vorkommenden Aminosäuren, die miteinander zu einer Kette verbunden sind. Die Sequenz der Proteine, also die Folge der Aminosäuren, ist in der Erbinformation der jeweiligen Virusspezies oder -variante festgelegt. Die Kapsidproteine werden bei der Virusvermehrung produziert, die in den infizierten Zellen stattfindet.

Bei genauerer Analyse der Viruskapside stellt man fest, dass ihre Struktur bestimmten Symmetrieprinzipien unterworfen ist: Bei den sphärisch-kugeligen Kapsiden handelt es sich um Ikosaeder, also regelmäßig gebaute Partikel mit Rotationssymmetrie,

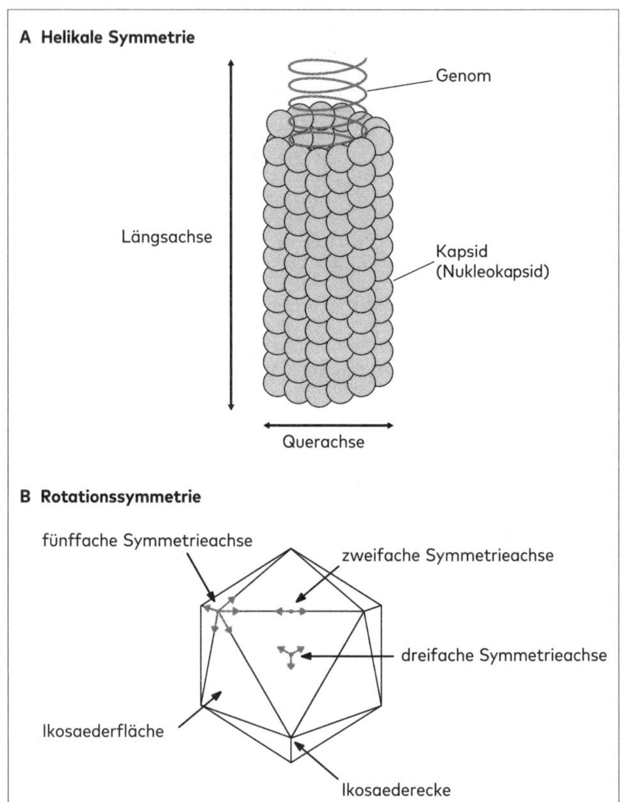

Abb. 2: Die unterschiedlichen Formen der Viruskapside: A: Helikale Symmetrie; die Symmetrieachsen verlaufen zur Längs- bzw. Querachse des Partikels. Die Kapsidproteine bilden einen Hohlzylinder, das Virusgenom ist spiralig im Innern des Zylinders angeordnet und dort mit den Proteinen verbunden. Beispiele: Kapsid des Tabakmosaikvirus, Nukleokapside der Para- und Orthomyxoviren. B: Ikosaeder mit Rotationssymmetrie; die Ausgangspunkte der Symmetrieachsen befinden sich an den Ecken des Ikosaeders (fünffache Symmetrieachse), in der Mitte der Dreiecksflächen (dreifache Symmetrieachse) und entlang der Dreieckskanten. Hier bilden die Kapsidproteine (nicht dargestellt) einen Ikosaeder. Darunter versteht man ein sphärisches Partikel, dessen Seitenflächen aus 20 gleichseitigen Dreiecken besteht und das 12 Ecken besitzt. Beispiele: Kapside der Polioviren, Parvoviren und Adenoviren.

die 12 Ecken besitzen und deren Seitenflächen von 20 gleichseitigen Dreiecken gebildet werden. Bei den zylindrisch-stäbchenförmigen Kapsiden hingegen lagern sich die einzelnen Proteinkomponenten mit dem Virusgenom zu helikalen Strukturen mit bestimmten Längs- und Querachsen zusammen (Abb. 2).

Manche Virusspezies verfügen neben den Proteinen und der Nukleinsäure über einen weiteren Grundbaustein: Ihre Kapside sind von einer Membran umgeben, die aus einer Lipiddoppelschicht besteht und in ihrem Aufbau biologischen Membranen gleicht (Abb. 1). Aus derartigen Lipiddoppelschichten sind beispielsweise die Zytoplasma- oder Kernmembranen sowie die intrazellulären Membrankompartimente aufgebaut, wie das Endoplasmatische Retikulum, der Golgi-Apparat oder die Endosomen und Lysosomen. Die viralen Membranen umgeben die Viruskapside wie eine Hülle, deswegen bezeichnet man sie im englischen Sprachgebrauch als *envelope*. In den Hüllmembranen der Viren sind Proteine eingelagert und verankert, deren Sequenzfolge wiederum in der Erbinformation der jeweiligen Erreger festgelegt ist. Membranumhüllte Viren sind empfindlich gegenüber Umwelteinflüssen, z. B. Austrocknung, sowie der Behandlung mit Detergenzien. Man kann sie leicht durch Seifen und durch alkoholische oder aldehydische Lösungsmittel, das heißt durch die üblichen Desinfektionsmittel, unschädlich machen. Virusarten ohne derartige Hüllmembranen sind hingegen weitgehend resistent und überdauern in der Umwelt deutlich länger.

3. Wie kann man die unterschiedlichen Viren ordnen?

Grundlage für die Ordnung der verschiedenen Viren sind nicht etwa die Erkrankungen oder Symptome, die ihre Infektionen in Menschen oder Tieren verursachen (Tab. 1). So kennt man beispielsweise bis heute sechs verschiedene Hepatitisviren, deren Infektionen beim Menschen zwar alle eine Leberentzündung verursachen, von denen jedoch ein jedes einer anderen Virusfamilie angehört. Die unterschiedlichen Virusarten oder -spezies werden deswegen wie alle anderen Organismen auf der Basis ihrer genetischen Merkmale geordnet. Die Familie stellt wie üblich die übergeordnete Gruppierung dar; sie wird in einzelne Unterfamilien und diese wiederum in Gattungen (Genera) unterteilt. Die Genera umfassen dann ihrerseits die unterschiedlichen Virusspezies. Kriterien für die Taxonomie der Viren und ihre Einteilung in unterschiedliche Familien sind die molekularen Charakteristika ihres Aufbaus und ihres Vermehrungszyklus. Hierzu zählen:

(1) Die Art der Erbinformation (des Virusgenoms) aus RNA (Ribonukleinsäure) oder DNA (Desoxyribonukleinsäure) sowie die Form, in der sie vorliegt, also als Einzel- oder Doppelstrang, in Positiv-(Plus-) oder Negativ-(Minus-)Strangorientierung, segmentiert oder kontinuierlich, linear oder zirkulär geschlossen. Auch die Anordnung der Gene auf der viralen Erbinformation ist für die Definition einzelner Virusfamilien wichtig.

(2) Die Prinzipien, nach welchen die Kapside aufgebaut sind, also ob es sich um ikosaedrisch oder helikal gebaute Strukturen handelt.

(3) Die Tatsache, ob die Kapside von einer Hüllmembran umgeben sind oder nicht.

Für die weitere Unterteilung der Virusfamilien in verschiedene Gattungen und Spezies werden dann unterschiedliche Parameter herangezogen. Dazu zählen hauptsächlich die Ähnlichkeit der Genomsequenzen, ob es sich um human-, tier- oder pflanzenpathogene Viren handelt und welche Zelltypen infiziert werden. Die Einteilung der Virusspezies in die verschiedenen Typen, Subtypen und Varianten erfolgte bis vor Kurzem meist nach serologischen Kriterien, also nach dem Ausmaß, in dem Antikörper, die während der Infektion mit einem bestimmten Virus von Menschen oder Säugetieren gebildet werden und sich spezifisch an die Proteine dieses Virustyps binden, in der Lage sind, auch Komponenten eines mehr oder weniger verwandten Erregertyps zu erkennen und sich daran zu binden. Da man heute über sehr effiziente und schnelle Techniken zur Analyse der Virusgenome verfügt, erfolgt die Zuordnung von Virustypen, -isolaten und -varianten mittlerweile fast ausschließlich aufgrund der Ähnlichkeit der Nukleinsäuresequenzen. Diese Daten werden von einem international besetzten Komitee von Wissenschaftlern bewertet, kontinuierlich aktualisiert und veröffentlicht (ICTV; International Committee on Taxonomy on Viruses; https://talk.ictvon line.org/). In Tabelle 1 sind einige Virusfamilien mit wichtigen human- und zum Teil auch tierpathogenen Vertretern, ihren Merkmalen und die von ihnen verursachten Erkrankungen aufgeführt.

4. Wie unterscheiden sich Viren von anderen Mikroorganismen?

Viren sind – wie bereits erwähnt – deutlich kleiner als Bakterien, Pilze, Protozoen oder die Zellen, aus denen mehrzellige Organismen wie Tiere oder Menschen aufgebaut sind. Im Unterschied zu Letzteren enthalten Viren nur eine Art von Nukleinsäure: je nach Virusfamilie entweder RNA oder DNA, und diese Nukleinsäure stellt die virale Erbinformation dar. Die Zellen aller Prokaryoten (Bakterien) und Eukaryoten (also Zellen mit einem echten, von einer Membran umgebenen Zellkern) enthalten immer beide Arten von Nukleinsäure. Das Genom liegt immer als DNA vor, die verschiedenen RNA-Moleküle haben funktionelle Aufgaben als Transkripte (mRNA), als Teil der Ribosomen (rRNA), als Träger der Aminosäuren bei der Proteinsynthese (tRNA) und in Form weiterer kleiner RNA-Moleküle mit regulatorischen Aktivitäten (Spleißosomen, miRNAs, *signal recognition particle* u. a.).

Viren haben keine Organellen wie Mitochondrien und Chloroplasten; auch das Endoplasmatische Retikulum, der Golgi-Apparat, die Lysosomen oder die Endosomen fehlen. Damit wird klar, dass Viren auch nicht über energiebildende Stoffwechselsysteme verfügen oder eine eigene Proteinsynthesemaschinerie besitzen. Dennoch benötigen Viren diese Leistungen für ihre Vermehrung. Sie nutzen dafür die entsprechenden Aktivitäten der infizierten Zellen, in denen sie unter Verwendung der vorhandenen Komponenten und Moleküle Nachkommen produzieren. Viren sind intrazelluläre Parasiten, die sich im Gegensatz zu prokaryotischen und eukaryotischen Zellen, Pilzen oder Pro-

Tabelle 1: Ausgewählte Viren von Mensch und Tier, Merkmale und mit der Infektion verbundene Erkrankungen

Virus	Familie/ Gattung	Erkrankung	Genom/Länge Orientierung	Größe/ Form	Membran-hülle
Poliovirus	Picornaviridae/ Enterovirus	Kinderlähmung	ssRNA/7400 b Plusstrang	28–30 nm/ Ikosaeder	nein
Rhinovirus	Picornaviridae/ Enterovirus	Schnupfen	ssRNA/7100 b Plusstrang	28–30 nm/ Ikosaeder	nein
MKS-Virus	Picornaviridae/ Aphthovirus	Maul- und Klauen-Seuche	ssRNA/8200 b Plusstrang	28–30 nm/ Ikosaeder	nein
Gelbfiebervirus	Flaviviridae/ Flavivirus	Gelbfieber	ssRNA/10800 b Plusstrang	40–60 nm/ sphärisch	ja
Hepatitis-C-Virus	Flavivirus/ Hepacivirus	Hepatitis Leberkarzinom	ssRNA/9350 b Plusstrang	40–60 nm sphärisch	ja
Rötelnvirus	Matonaviridae/ Rubivirus	Röteln	ssRNA/10000 b Plusstrang	60–70 nm sphärisch	ja
SARS-CoV-2	Coronaviridae Sarbecovirus	COVID-19	ssRNA/290000 b Plusstrang	120–160 nm sphärisch	ja
Tollwutvirus	Rhabdoviridae Lyssavirus	Tollwut	ssRNA/10000 b Negativstrang	65:180 nm geschossförmig	ja
Masernvirus	Paramxyoviridae Morbillivirus	Masern	ssRNA/16000 b Negativstrang	150–180 nm sphärisch	ja

Ebolavirus	Filoviridae Ebolavirus	hämorrhag. Fieber	ssRNA/19000 b Negativstrang	80:700 nm fadenförmig	ja
Influenza-A-Virus	Orthomyxoviridae Influenzavirus	Grippe	ssRNA/14500 b segmentiert Negativstrang	140 nm sphärisch	ja
HI-Virus	Retroviridae Lentivirus	Aids	ssRNA/9000 b Positivstrang	120 nm sphärisch	ja
Canines Parvovirus	Parvoviridae Protoparvovirus	Katzenseuche Parvovirose	ssDNA/6000 b	25 nm Ikosaeder	nein
Hepatitis-B-Virus	Hepadnaviridae Orthohepadna-virus	Hepatitis Leberkarzinom	dsDNA/3200 bp	40 nm sphärisch	ja
Papillomavirus	Papillomaviridae Firstpapilloma-virinae	Hautwarzen Zervixkarzinom	dsDNA/8000 bp	50 nm Ikosaeder	nein
Varizella-Zoster-Virus	Herpesviridae Varicellovirus	Windpocken Gürtelrose	dsDNA/160000 bp	200 nm sphärisch	ja
Variolavirus	Poxviridae Orthopoxvirus	Pocken	dsDNA/250000 bp	300 nm komplex	ja
Afrikanisches Schweinepestvirus	Asfarviridae Asfivirus	Afrikanische Schweinepest	dsDNA/190000 bp	180 nm sphärisch	ja

ss: single-strand (einzelsträngiges Genom); ds: double-strand (doppelsträngiges Genom); b: Basen; bp: Basenpaare; nm: Nanometer

tozoen nicht durch Teilung vermehren. Sie steuern die zellulären Vorgänge jedoch um und modifizieren diese für den optimalen Ablauf ihrer Vermehrung. Neben der Erbinformation für ihre Strukturkomponenten besitzen Viren genetische Informationen für die Produktion von regulatorisch aktiven Proteinen (beispielsweise für Transaktivatoren) und Enzymen, beispielsweise Proteasen und Polymerasen, die sie für die Synthese ihrer Nachkommen in den infizierten Zellen benötigen.

Neben den Viren kennt man heute einige weitere sehr kleine, vermehrungsfähige Krankheitserreger, die aber nicht zu den Viren gerechnet werden:

(1) Satellitenviren oder Virusoide sind kleine RNA- oder DNA-Moleküle, in deren Sequenz die genetische Information für ein bis zwei Proteine verankert ist. Mit diesen Proteinen liegt die Nukleinsäure im Komplex vor. Für ihre Verbreitung und Vermehrung benötigen sie die Hilfe eines Virus, das zusammen mit den Virusoiden in der Zelle vorhanden sein muss. Die Virusoide findet man überwiegend in Verbindung mit Pflanzenviren; als einziger humanpathogener Vertreter der Satellitenviren ist das Hepatitis-D-Virus bekannt, das zusammen mit dem Hepatitis-B-Virus in Menschen Leberentzündungen verursacht.

(2) Viroide sind Pflanzenpathogene. Sie bestehen aus kleinen, ringförmigen RNA-Molekülen mit einer Länge von etwa 200 bis 400 Basen. Die Nukleinsäure liegt in einer komplexen Sekundärstruktur vor, sie kodiert nicht für Proteine. Die RNA gelangt in Pflanzenzellen und wird durch die dort vorhandenen Polymerasen repliziert.

(3) Als Mimiviren bezeichnet man erst kürzlich in Amöben *(Acanthamoeba polyphaga)* entdeckte Viren. Wegen der außerordentlichen Größe hielt man sie zuerst für Bakterien und nannte sie *Mimiviren* (Abkürzung für *mimicking virus*). Die sphärischen Kapside weisen Proteinfilamente auf, die aus der Oberfläche herausragen und den Mimiviren eine Größe von bis zu 800 nm verleihen. Für sie und weitere Viren, die man in verschiedenen Amöbenarten entdeckte, wurde die neue Ordnung der Megavirales geschaffen. Dazu zählen auch die Mamaviren, die selbst auch von deutlich kleineren parasitären Viren befallen

werden können. Diese als Virophagen bezeichneten Infektionserreger nutzen Mamaviren als Wirte und behindern deren Vermehrung – sie machen die Mamaviren also gewissermaßen krank.

(4) Prionen *(proteinaceous infectious particles)* verursachen verschiedene Formen subakuter Enzephalopathien, also nichtentzündliche Gehirnveränderungen beim Menschen (beispielsweise Kuru oder die Creutzfeldt-Jakob-Erkrankung) und bei Tieren (beim Rind BSE, *bovine spongiforme encephalopathy*, beim Schaf Scrapie, beim Hirsch CWD, *chronic wasting disease*). Prionen enthalten weder RNA noch DNA, verfügen also über keine Erbinformation. Es handelt sich um infektiöse, fehlgefaltete Formen eines zellulären Proteins, das bei verschiedenen Säugetierarten hochkonserviert ist. Es bedeutet, dass die Aminosäuresequenzfolgen der Proteine beispielsweise beim Menschen, beim Rind oder beim Schaf einander sehr ähnlich sind. Die Prionen werden üblicherweise zwischen den Mitgliedern einer Säugetierspezies übertragen, gelegentlich findet man aber auch die Weitergabe von einer Spezies auf eine andere, etwa BSE vom Rind auf den Menschen. Im menschlichen Organismus verursachen die BSE-Prionen die sogenannte neue Variante der Creutzfeldt-Jakob-Erkrankung (vCJD). Prionen verhalten sich also wie Infektionserreger. Andererseits haben bestimmte Personen eine genetisch verankerte Prädisposition für die Entstehung einer subakuten Enzephalopathie, zum Beispiel beim Gerstmann-Sträußler-Syndrom. In diesem Fall weist das Gen für das zelluläre Protein bestimmte Veränderungen in der Basensequenz (Mutationen) auf, wodurch die Bildung der fehlgefalteten Prionproteinform begünstigt ist.

II. Wie vermehren sich Viren?

1. Infektion – was ist das?

Der Begriff «Infektion» wird von Virologen in zwei unterschiedlichen Zusammenhängen gebraucht: Einmal bezeichnet er die vom Virus über ihm eigene Mechanismen erkannte Infektion von Zellen, in die es hineingelangt und in denen es sich vermehrt und Nachkommenviren produziert. Die andere Version meint die Infektion des Organismus – wenn also ein Individuum nach dem Kontakt mit beispielsweise einem Influenzavirus von diesem infiziert wird, es sich in ihm ausbreitet, indem es die Epithelzellen in der Mund-, Nasen- und Rachenschleimhaut und auch der Lunge befällt und die Person infolgedessen die Symptome der Virusgrippe entwickelt.

2. Wie gelangen Viren bei der Infektion in den Körper?

Um einen Organismus zu infizieren, müssen die Viren über bestimmte Pforten in den Körper eindringen. Die Influenza- und auch die Coronaviren beispielsweise erreichen dies, wenn sie auf die Schleimhäute von Mund und Nase gelangen und hier erste infizierbare Zellen vorfinden. Die Schleimhäute (auch als *Mucosa* bezeichnet) haben wegen ihrer physiologischen Aufgaben im Gegensatz zur äußeren «kutanen» Haut keine dichte, schützende Schicht aus verhornten, von Blutgefäßen freien Plattenepithelzellen. Neben der Mucosa des Mund-Nasen-Rachen-Raums, die vor allem von Erregern klassischer Erkältungskrankheiten (zum Beispiel Influenza-, Corona-, Adeno- oder Rhinoviren) verwendet werden, erfüllen auch die Schleimhautregionen der Genitalbereiche (beispielsweise für das Humane Immundefizienzvirus, HIV) und des Magen- und Darmtrakts (beispielsweise für Noro-, Hepatitis-A- oder Polioviren) diese Pfortenfunktion (siehe auch Tab. 2, S. 46). Im Unterschied hierzu können Viren die kutane

Haut der Körperoberfläche nicht durchdringen, wenn sie intakt und frei von Verletzungen ist. Durch die kutane Haut gelangen Viren wie die Papillomviren nur hindurch, wenn die schützende Zellschicht durch kleine Verletzungen geschädigt ist und die Eindringlinge so in die darunterliegenden Schichten vordringen können. Eine andere Möglichkeit, die Schranke der kutanen Haut zu durchdringen, haben Viren entwickelt, die mit den Sekreten aus Speicheldrüsen von Arthropoden, also etwa Gelbfieber- und Dengueviren durch die Stiche von Insekten (Stechmücken) oder wie die FSME-Viren durch die Bisse von Spinnentieren (Zecken), in das Blut gelangen. Tollwutviren hingegen dringen durch Bisse infizierter Säugetiere mit dem Speichel durch die Haut in den Körper ein. In den letzten Jahrzehnten haben sich auch Spritzennadeln (Kanülen), die mit virushaltigem Blut von infizierten Menschen verschmutzt sind, als ein wichtiger Weg entwickelt, über den Viren die Hautschranke überwinden. Dies ist insbesondere ein Problem bei intravenös drogenabhängigen Personen, die auf die Verwendung von sterilen Einmalspritzen verzichten. Ähnlich werden Viren auch durch Blutprodukte oder Transfusionen in den Organismus eingebracht; dies gilt heute vor allem, wenn Viren erstmals in einer Bevölkerung auftreten und noch nicht durch entsprechende spezifische Testverfahren der Blutspenden nachgewiesen werden können.

3. Wie finden Viren Zellen, die sie infizieren können?

Für die Etablierung einer Infektion im Organismus ist entscheidend, dass die Viren bereits an den Eintrittspforten Zellen vorfinden, in die sie hineingelangen, die sie also infizieren können. Grundlage dafür ist, dass ein Virus für die Infektion geeignete Zellen erkennt, von denen es aufgenommen wird, sich in ihnen vermehrt und sie dadurch schädigt oder zerstört. Zum besseren Verständnis der in den folgenden Abschnitten beschriebenen Vorgänge und zur Orientierung zeigt Abbildung 3 eine Übersicht zu den Strukturen, Organellen und anderen Komponenten, aus denen eine eukaryotische Zelle besteht. Auf viele der angegebenen Begriffe wird immer wieder zurückgegriffen werden.

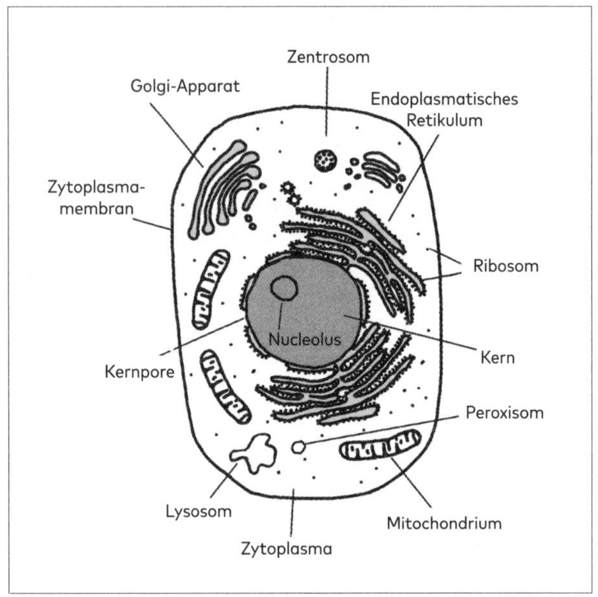

Abb. 3: Überblick über die wichtigsten Organellen und Strukturen, die man in einer eukaryotischen Zelle findet. Dargestellt ist der von einer Lipiddoppelschicht umgebene Zellkern, der die Erbinformation enthält; das labyrinthartige Endoplasmatische Retikulum, das von Ausstülpungen der äußeren Kernmembran gebildet wird und an dessen Oberfläche die Komponenten der Zellmembran und die Stoffe synthetisiert werden, die aus der Zelle exportiert werden; der Golgi-Apparat, ein weiteres membranumhülltes Organell, das die Golgi-Vesikel bildet, mittels derer zu sezernierende Produkte an die Zytoplasmamembran und im nächsten Schritt aus der Zelle transportiert werden. Zwischen Endoplasmatischem Retikulum und Golgi-Apparat findet ein dauernder Austausch an Stoffen und Molekülen statt. Daneben existieren Mitochondrien, in welchen der Energiestoffwechsel der Zelle abläuft. Lysosomen sind kleine membranumgebene Organellen, in denen der intrazelluläre Abbau von Nährstoffen aus Nahrungspartikeln, die von der Zelle (beispielsweise durch Endozytose) aufgenommen werden, ebenso stattfindet wie der Abbau unerwünschter oder toxischer Stoffwechselprodukte mit sich anschließender Ausscheidung oder Wiederverwendung. In den Peroxisomen kann die Zelle hoch reaktive Peroxide kontrolliert bilden oder abbauen. Daneben existieren verschiedene Arten von Vesikeln, die den Transport von Stoffen zwischen den verschiedenen Organellen ermöglichen.

Auch sei zur Erklärung der Fachtermini auf das Glossar am Ende des Buches verwiesen.

Wie eingangs ausgeführt, sind Viren obligate Zellparasiten, die sich im Unterschied zu Bakterien, Hefen oder eukaryotischen Zellen nicht durch Teilung vermehren. Um die Systeme ihrer Wirte zum Energiestoffwechsel und zur Synthese von Aminosäuren, Nukleotiden, Proteinen und anderen Biomolekülen zu nutzen, müssen Viren über Möglichkeiten verfügen, in Zellen hineinzugelangen. Einmal dort angekommen, muss die genetische Information des Virus exprimiert werden, das heißt, es werden die in der Erbinformation der Erreger kodierten Proteine synthetisiert; die Genome werden repliziert und somit vermehrt, sie lagern sich mit den neu gebildeten Strukturproteinen zu Viruspartikeln zusammen, die schließlich als Nachkommen aus den infizierten Zellen freigesetzt werden (Abb. 4).

Den ersten Schritt im Vermehrungszyklus eines Virus bezeichnet man als *Adsorption.* Darunter versteht man die Kontaktaufnahme eines Virus mit einer Zelle, an deren Oberfläche es sich anlagert. Bei dieser hochspezifischen Wechselwirkung kommt es zu Bindungen zwischen den bestimmten Molekülen und Strukturen – nämlich Proteinen, Lipiden oder Zuckerverbindungen – auf der Zelloberfläche und den Komponenten auf der Außenseite des Viruspartikels, nämlich den Membran- oder Kapsidproteinen, je nachdem, ob das Virus von einer Lipidschicht umgeben ist oder nicht. Ähnlich wie ein Schlüssel nur in ein ganz bestimmtes Schloss passt, ist auch die Wechselwirkung der Viren mit definierten Zellmolekülen äußerst passgenau und hauptsächlich dafür verantwortlich, welche Zellen eines Organismus infiziert werden. So binden sich beispielsweise die meisten der Rhinoviren, deren Infektion beim Menschen den Schnupfen verursacht, an das Protein ICAM-1. Dieses ist Mitglied einer Gruppe einander ähnlicher Proteine, die man in der Immunglobulin-Superfamilie zusammenfasst. Es hat im Organismus die Aufgabe, die Kontaktaufnahme von verschiedenen Zellen zu vermitteln; ICAM-1 ist also ein interzelluläres Adhäsionsprotein und befindet sich als Komponente in der Membran von Zellen der Mund- und Nasenschleimhaut.

Die Rhinoviren «missbrauchen» dieses ICAM-1 als Andockstelle, weil ihre Kapsidproteine Strukturen ausbilden, über die sie sich fest und spezifisch an das Zellmembranprotein ICAM-1 anlagern können.

Obwohl die Kapside der Polioviren große Ähnlichkeit mit denen der Rhinoviren aufweisen und beide Virusspezies zur selben Familie, nämlich derjenigen der Picornaviren (siehe Tab. 1), zählen, verwenden beide für die Bindung an die Zelloberfläche unterschiedliche Komponenten. Polioviren sind sehr stabil und gelangen als fäkale Verunreinigung von Haushaltsgegenständen oder Lebensmitteln in den Mund und von dort über den Magen in den Dünndarm. Dort infizieren Polioviren Zellen, die sich in

Abb. 4: Ablauf einer Virusinfektion in der Zelle am Beispiel der Infektion mit dem Humanen Immundefizienzvirus (HIV). Im oberen Teil der Abbildung ist dargestellt, wie das Virus bei der Adsorption über seine Membranproteine gp120/gp41 an die CD4- und Chemokinrezeptoren auf der Zelloberfläche bindet. Im nächsten Schritt kommt es zur Verschmelzung (Fusion) der Membranhülle des Virus mit der Zytoplasmamembran. Dadurch gelangt das Viruskapsid ins Zellinnere und die virale Erbinformation bestehend aus einzelsträngiger RNA (ssRNA) wird freigesetzt. An dieses Virusgenom sind die Enzyme der Reversen Transkriptase (RT) und Integrase (IN) gebunden. Wie bei allen Retroviren üblich, wird das Virusgenom im nächsten Schritt durch die Reverse Transkriptase in eine doppelsträngige DNA (dsDNA) umgeschrieben. Es erfolgt der Transport des dsDNA-Genoms in den Zellkern, wo die Integrase seinen Einbau in die chromosomale DNA der Wirtszelle bewirkt. Die Expression der Virusgene erfolgt von dem integrierten Virusgenom, wobei die Gene in zwei regulierten Schritten transkribiert werden (frühe Transkription der Nichtstrukturgene (1) und späte Transkription der Strukturgene (2)). Dadurch entstehen die verschiedenen Transkripte (mRNAs), die in das Zytoplasma exportiert werden. Sie dienen der Synthese der Nichtstrukturproteine (Tat, Rev, Nef, Tev, Vif, Vpu, Vpr) und Strukturproteine (Env, Gag, Pol), die von den Transkripten translatiert werden. Die Strukturproteine lagern sich an der Zytoplasmamembran zu Vorläufern der Viruspartikel zusammen; im weiteren Verlauf des Virusassembly werden unreife Viren von der Zelloberfläche durch Knospung abgegeben und freigesetzt (unterer Teil der Abbildung). Durch die in den freigesetzten Viruspartikeln enthaltene virale Protease bewirkt die Spaltung der Strukturproteine. Durch diesen Reifungsvorgang entstehen die Kapsidproteine und Enzyme RT und IN, die Viren werden infektiös und können weitere CD4-positive Zellen infizieren.

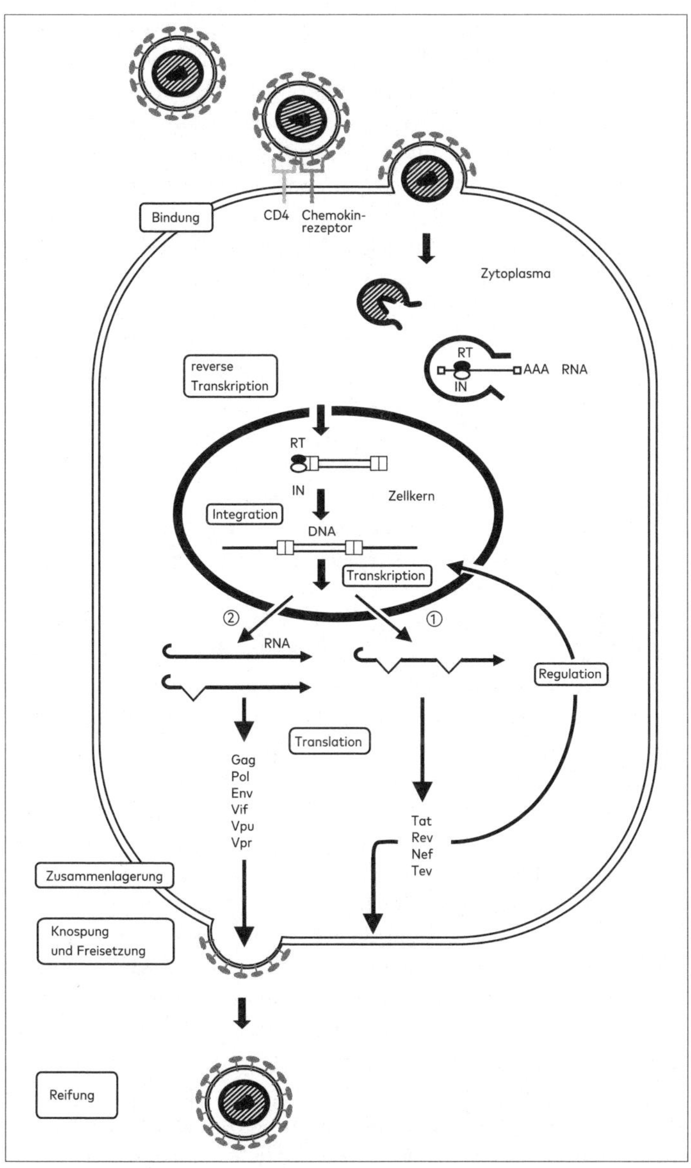
Bindung
CD4
Chemokin-
rezeptor
Zytoplasma
RT
IN
AAA
RNA
reverse
Transkription
RT
IN
Zellkern
Integration
DNA
Transkription
②
①
RNA
Regulation
Translation
Gag
Pol
Env
Vif
Vpu
Vpr
Tat
Rev
Nef
Tev
Zusammenlagerung
Knospung
und Freisetzung
Reifung

den Peyer'schen Plaques befinden. Das sind Ansammlungen lymphatischer Zellen, die in die Schleimhaut des Dünndarms eingelagert sind. Als Andockstellen auf der Zelloberfläche verwenden sie ein zum ICAM-1 verwandtes Protein der Immunglobulin-Superfamilie, nämlich CD155 (CD ist eine Abkürzung für *cluster of differentiation* oder *cellular determinant* und bezeichnet Proteine, die man auf der Oberfläche bestimmter Zelltypen findet; sie wurden entsprechend der Reihenfolge ihrer Entdeckung durchnummeriert). Trotz der Ähnlichkeit der Partikel der Rhino- und Polioviren und trotz der Tatsache, dass beide für die Kontaktaufnahme ähnliche Zellproteine verwenden, bewirkt die große Spezifität der Wechselwirkung, dass die Schnupfenviren sich an Zellen in der Mund- und Nasenschleimhaut anlagern und diese infizieren, die Erreger der Kinderlähmung dagegen Zellen in der Darmschleimhaut für ihre Vermehrung verwenden. Damit laufen auch die sich anschließenden Vorgänge beider Infektionen in verschiedenen Organen des Körpers ab – so sind also durch die Vorgänge bei der Adsorption auch die unterschiedlichen Symptome der Infektionen bestimmt.

Das Humane Immundefizienzvirus HIV ist ein weiteres Beispiel dafür, dass die Art und Spezifität der Wechselwirkung zwischen Virus und Zelle für die Infektion entscheidend ist. Dieses Virus bindet sich mittels des Oberflächenproteins gp120 in seiner Membranhülle an das CD4-Protein, das in der Zytoplasmamembran von Immunzellen vorhanden ist (Abb. 4). CD4-Proteine findet man sowohl auf T-Helferzellen wie auch auf Makrophagen. Die Unterscheidung, welche dieser Zellen, T-Lymphozyten oder Makrophagen, nun die Ziele für das HIV darstellen, erfolgt durch die gleichzeitige Wechselwirkung des gp120 mit dem CD4-Protein und bestimmten Chemokinrezeptoren, die entweder auf der Oberfläche der T-Zellen oder der Makrophagen vorhanden sind. Ähnlich wie bei einem komplizierten Banktresor müssen also zwei Schlösser gleichzeitig mit den jeweils richtigen molekularen Schlüsseln bedient werden. Schon kleinste Abweichungen in der Abfolge der Aminosäuren des gp120 können die Bindung entweder ganz verhindern oder die Zellspezifität der Viren verändern. Ein ursprünglich makrophagenspezifisches HIV kann dadurch zu einer T-zell-spezifischen Variante des Humanen Immundefizienzvirus werden.

Das SARS-CoV-2, das die Erkrankung COVID-19 verursacht, nutzt das ACE-2 genannte Protein (ACE-2 = *angiotensin converting enzyme* 2) als Rezeptor. Dieses Protein konnte man in verschiedenen Geweben wie der Lunge, dem Herzen, den Nieren und auch dem Magen-Darm-Trakt nachweisen. Auch findet man es auf der Oberfläche der Endothelzellen, das heißt der Zellen, welche die Innenseiten der Blut- und Lymphgefäße und der Kapillaren auskleiden. Normalerweise ist ACE-2 an der Regulierung des Volumens der Blutgefäße und damit auch des Blutdrucks beteiligt. Die Präsenz des ACE-2 auf Zellen des Gefäßsystems ermöglicht dem SARS-CoV-2 über das Blut Zugang zu vielen Organen, in denen es weitere ACE-2 tragende Zellen vorfindet. Das erklärt auch, warum durch diese Infektion Symptome in verschiedenen Organen verursacht werden können.

Störungen der Adsorption verhindern die Infektion

Wenn jedoch der Zellrezeptor in einem Wirt nicht die optimale Passung für ein bestimmtes Virus hat oder gar nicht erst vorhanden ist, wird eine Infektion unmöglich. Diese Situation liegt vor, wenn die als Andockstelle von den Viren «missbrauchten» Zellproteine im Körper keine lebenswichtigen Aufgaben erfüllen. So kann der Mensch auf einen funktionierenden CD4-Rezeptor nicht oder nur mit schweren Folgeerscheinungen verzichten, weil dieses Protein eine zentrale Rolle bei der Immunabwehr spielt und die Aufgabe nicht von anderen Molekülen übernommen werden kann. Ist hingegen einer der in mehreren Versionen vorkommenden Chemokinrezeptoren nicht vorhanden, dann sind die Auswirkungen für den Organismus tolerierbar, weil es in jedem Menschen eine Reihe dieser Proteine mit ähnlichen Funktionen gibt. Daher können Menschen, die aufgrund ihrer genetischen Konstellation den Chemokinrezeptor CCR5 nicht produzieren, der zusammen mit dem CD4-Protein für die Adsorption des Humanen Immundefizienzvirus an Makrophagen verantwortlich ist, auch nicht mit HIV infiziert werden. Das Gen für den CCR5-Rezeptor ist beim Menschen auf dem Chromosom 3 kodiert. Man schätzt, dass etwa ein Prozent der europäischen Bevölkerung auf beiden Chromosomen die CCR5Δ32 genannte Mutation trägt und folglich kein funktionierendes Rezeptorprotein bildet: Diese Personen sind gegen die Infektion resistent.

Ähnliches gilt für das Humane Parvovirus B19, den Erreger der Ringelröteln. Dieses Virus bindet sich an das Blutgruppenantigen P, auch Globosid genannt, das vor allem auf der Oberfläche von Vorläuferzellen der roten Blutkörperchen vorkommt. Menschen, die dieses Blutgruppenantigen nicht aufweisen, weil ihnen das für die Synthese des Blutgruppenantigens P notwendige Gen nicht vererbt wurde, sind resistent. Sie können von Parvovirus B19 nicht infiziert werden und erkranken folglich auch nicht an den Ringelröteln.

Diese natürlichen Resistenzen, die Virusinfektionen verhindern, sind selten. Die Adsorption wird aber regelmäßig anderweitig gestört, nämlich durch Antikörper, die Viren neutralisieren können. Es ist ein schon lange bekanntes Phänomen, dass

Abb. 5: Schematische Darstellung der Vorgänge bei der Aufnahme von Viren durch Zellen. A: Aufnahme von Viruspartikeln durch den Vorgang der Fusion von Virus mit Zytoplasmamembran nach der Adsorption. Im ersten Schritt erfolgt die Adsorption des membranumhüllten Viruspartikels an den Rezeptor der zu infizierenden Zelle. Virusmembran und Zytoplasmamembran geraten so in enge räumliche Nähe; meist vermittelt durch weitere Proteinkomponenten in der Virusmembran, wird die Verschmelzung beider Lipiddoppelschichten eingeleitet. Das Kapsid bzw. das Nukleokapsid gelangt so in das Zytoplasma der Zelle. B: Aufnahme von Viruspartikeln durch den Vorgang der rezeptorvermittelten Endozytose nach Adsorption des Viruspartikels. Im ersten Schritt erfolgt auch hier die Adsorption des membranumhüllten Viruspartikels an den Rezeptor der zu infizierenden Zelle. Danach beginnt die Zytoplasmamembran sich um das gebundene Partikel herumzustülpen, welches sie schließlich vollständig umgibt. Dieses Vesikel bezeichnet man als Endosom. Als zelluläre Komponente ist in die Endosomenmembran eine Protonenpumpe eingelagert, welche nun aktiv wird und den Inhalt des Endosomenvesikels unter ATP-Verbrauch ansäuert. Dadurch kommt es zu Umlagerungen der Membran- und Proteinstrukturen, und die Verschmelzung von Virus- und Endosomenmembran, die sich in enger räumlicher Nähe zueinander befinden, wird eingeleitet. Das Kapsid bzw. das Nukleokapsid gelangt so in das Zytoplasma der Zelle.

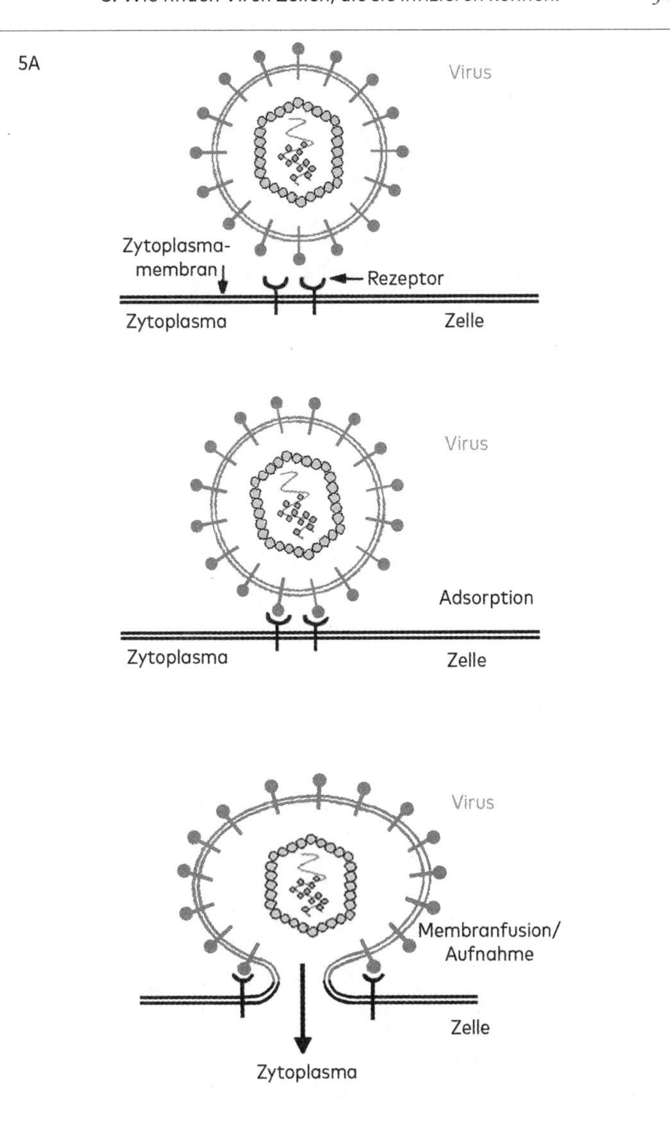
5A
Virus
Zytoplasma-
membran
Rezeptor
Zytoplasma
Zelle
Virus
Adsorption
Zytoplasma
Zelle
Virus
Membranfusion/
Aufnahme
Zelle
Zytoplasma

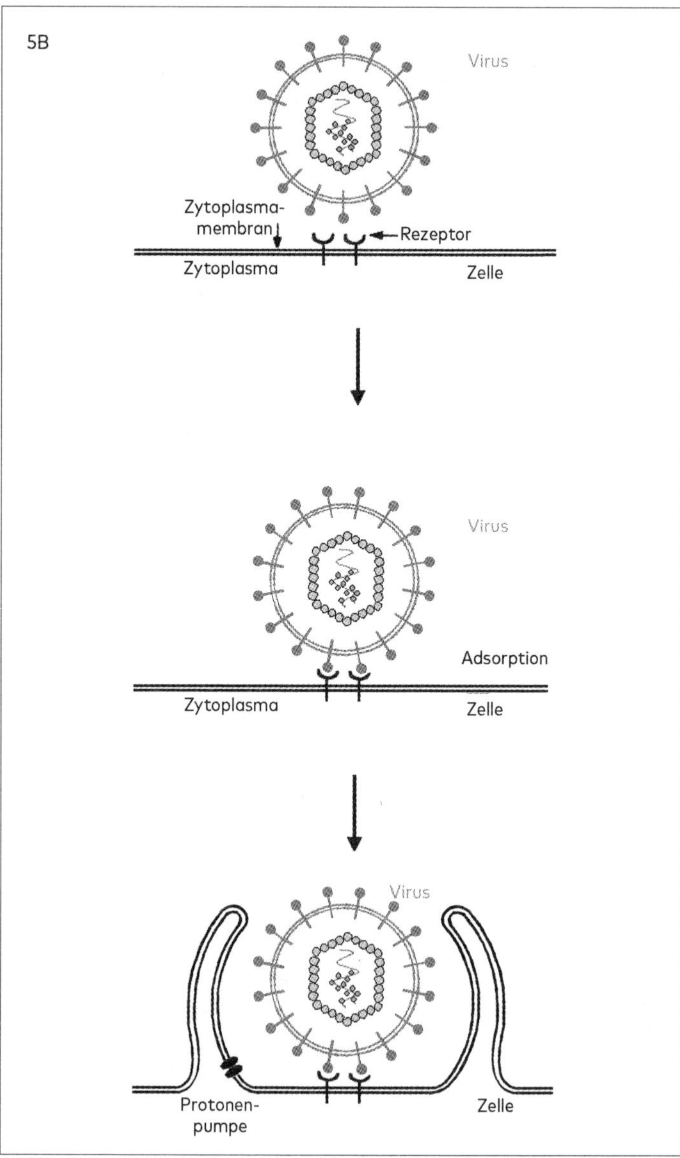
5B
Virus
Zytoplasma-
membran
Rezeptor
Zytoplasma
Zelle
Virus
Adsorption
Zytoplasma
Zelle
Virus
Protonen-
pumpe
Zelle

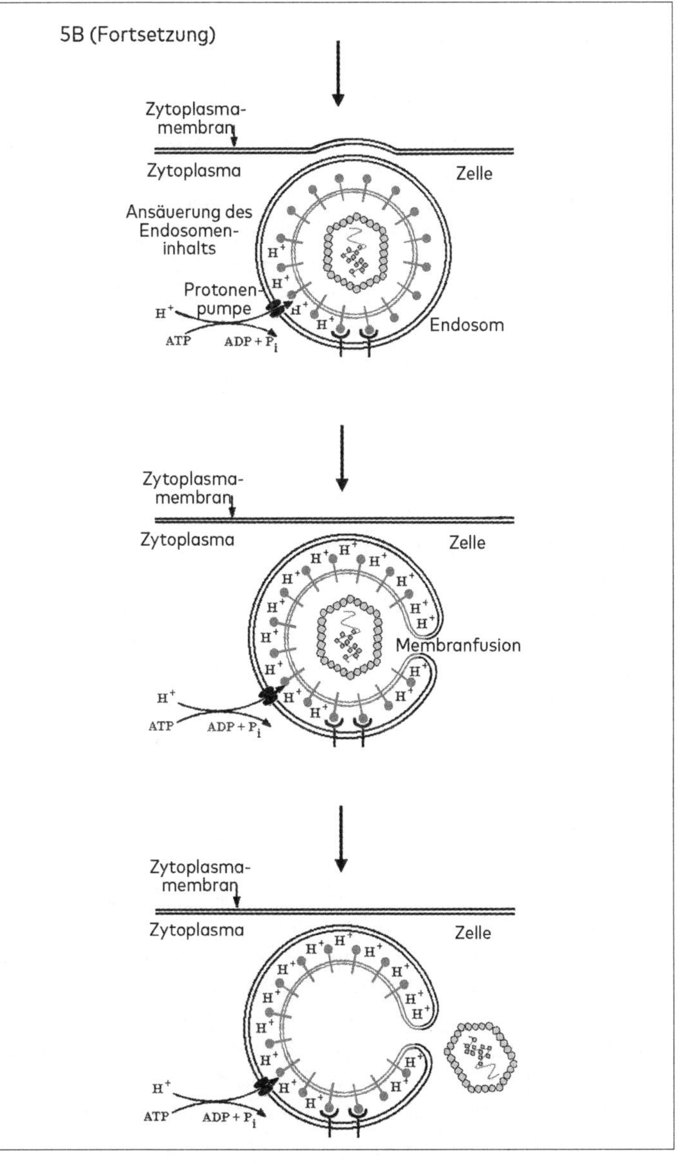
5B (Fortsetzung)
Zytoplasma-membran
Zytoplasma
Zelle
Ansäuerung des Endosomen-inhalts
Protonen-pumpe
H+
ATP
ADP + Pi
Endosom
Zytoplasma-membran
Zytoplasma
Zelle
Membranfusion
H+
ATP
ADP + Pi
Zytoplasma-membran
Zytoplasma
Zelle
H+
ATP
ADP + Pi

wir zusammen mit einer Virusinfektion einen meist lebenslang anhaltenden Schutz vor einer Folgeinfektion mit demselben Virustyp entwickeln. Dieser beruht auf der Bildung von Immunglobulinen (Antikörpern), die sich spezifisch an die Oberflächenkomponenten des Virus binden und dadurch die Adsorption an die Zellen verhindern. Sie neutralisieren den Erreger, indem sie seine Interaktion mit der Wirtszelle behindern und so sein Eindringen in dieselbe unmöglich machen. Die Bildung dieser neutralisierenden Antikörper ist eine immunologische Abwehrmaßnahme des Organismus, sie wird während der Infektion mit dem Virus eingeleitet. Man kann die Antikörperproduktion aber auch durch eine Impfung erreichen (Kapitel VI). Zusammen mit der zellulären Immunabwehr ist die auf Antikörpern beruhende humorale Immunität unerlässlich für den Schutz vor Reinfektionen.

4. Wie vermehren sich die Viren in den Zellen?

Nach der Adsorption erfolgt die Aufnahme des an einen Rezeptor gebundenen Viruspartikels durch die Zelle. Dies geschieht entweder durch Fusion der Virus- mit der Zellmembran oder durch den Vorgang der Endozytose (Abb. 4, 5). Im ersten Fall verschmilzt die Lipidhülle des Virus mit der Zytoplasmamembran. Das hat zur Folge, dass das Kapsid mit dem Virusgenom ins Zellinnere gelangt (Abb. 5A). Paramyxoviren – als gut bekannte Vertreter zählt man zu diesen die Masern-, Mumps- und Parainfluenzaviren – und auch die Humanen Immundefizienzviren haben diesen Aufnahmemechanismus entwickelt. Im zweiten Fall stülpt sich die Zytoplasmamembran um das an der Zelloberfläche angedockte Virus. Dieses gelangt dadurch ins Zellinnere und liegt dann im Zytoplasma eingehüllt in einem Membranvesikel vor, das man als *Endosom* bezeichnet. Diesen Weg der rezeptorvermittelten Endozytose schlagen unter anderen die Influenza- und die Adenoviren ein.

Damit die weiteren Schritte zur Expression des Virusgenoms und seiner Replikation – der Vorgang, in dessen Verlauf von der Erbinformation des Ausgangsvirus identische Kopien gebildet werden – ablaufen können, muss die Erbinformation nach Aufnahme der Viren in der Zelle freigesetzt werden. Das heißt, die Membranschichten, die nach der Endozytose das Virus umschließen (Abb. 5B), müssen durchlässig werden, und die Kapsidproteine müssen sich vom Genom ablösen. Die Einzelheiten dieses sogenannten *Uncoating*-Prozesses (Freisetzen des Virusgenoms in der Zelle) unterscheiden sich bei den verschiedenen Virusspezies deutlich; sie sind nicht völlig bekannt. Im Fall der rezeptorvermittelten Endozytose bewirkt die Aktivität einer H^+-Ionenpumpe – eines zellulären Enzyms, das in der Membran der Endosomen verankert ist – die Ansäuerung des Vesikelinhalts. Die Strukturen der Virusproteine und der Membranen verändern sich in der sauren Umgebung. Das ermöglicht den Lipidschichten von Endosom und Virushülle, sich miteinander zu verbinden. Es erfolgt also eine Membranverschmelzung, und die viralen Nukleokapside gelangen ins Zytoplasma. Die Influenzaviren helfen diesem Vorgang zusätzlich nach: In ihrer Hüllmembran ist ein bestimmtes Virusprotein, nämlich das M2-Protein, verankert, das selbst als H^+-Ionenkanal wirkt und durch Ansäuerung die Verbindungen der Nukleokapside mit der Innenseite der viralen Hüllmembran löst. Anders ist der Ablauf bei membranlosen Viren: Hier bilden sich Kontakte zwischen der Oberfläche der eingeschlossenen Partikel und der Membran des Endosomen aus, die dadurch löchrig wird.

Als Folge des *Uncoating*-Vorgangs sind die Virusgenome zugänglich für die Zellkomponenten, die nun die weiteren Vorgänge zur *Expression der Gene*, *Synthese der Virusproteine* und *Replikation der Virusgenome* in Angriff nehmen. Das alles hört sich relativ einfach an, es handelt sich jedoch um sehr komplexe Vorgänge, die von Typ und Zustand der Zelle abhängig sind – davon, ob es sich um eine bereits differenzierte Zelle handelt oder eine, die sich noch im Vorläuferstadium befindet, ob sich die Zelle teilt oder im Ruhestadium ist.

Darüber hinaus wird der Infektionsablauf von der Art des Virus bestimmt. Einen großen Einfluss auf die molekularen Prozesse hat dabei die virale Erbinformation, die – wie eingangs ausgeführt – aus einzelsträngiger RNA, DNA in unterschiedlichen Orientierungen oder doppelsträngigen Molekülen der Nukleinsäuren bestehen, die kontinuierlich oder in Segmente unterteilt vorliegen kann. Die Evolution hat bewirkt, dass die verschiedenen Virusarten bei ihrer Vermehrung alle denkbaren Varianten der Molekularbiologie erproben. Leider ist es unmöglich, hier auf alle Vorgänge im Detail einzugehen. Interessierte Leser seien auf die im Anhang angegebene weiterführende Literatur verwiesen.

Grob kann man die Vorgänge in zwei Gruppen einteilen:

(1) Bei Viren mit einem RNA-Genom erfolgen nach Partikelaufnahme und *Uncoating* alle weiteren Schritte der Infektion im Zytoplasma der Zelle, Komponenten und Funktionen des Zellkerns werden nicht benötigt. Ausnahmen sind die Influenza-, die Borna- und die Retroviren.

(2) Bei Viren mit einem DNA-Genom als Erbinformation müssen nach dem *Uncoating*-Prozess die freigesetzten Nukleokapside in den Zellkern transportiert werden. Nur dort können die Virusgene transkribiert und das Genom repliziert werden. Ausgenommen sind hiervon nur die Pockenviren.

Bei allen Vorgängen verwenden die Viren so weit wie möglich Komponenten, Enzyme und Funktionen, die sie in den von ihnen genutzten Wirtszellen vorfinden. So werden generell die Ribosomen und die mit Aminosäuren beladenen tRNA-Moleküle der Zellen zur Translation der viralen mRNAs und zur Synthese der Virusproteine eingesetzt. DNA-Viren produzieren mRNA-Transkripte, indem sie die Aktivitäten der zellulären RNA-Polymerasen verwenden. Diese finden sie – ebenso wie die zellulären Spleißosomen zum Prozessieren der Transkripte – im Zellkern vor, gelegentlich missbrauchen sie auch zelluläre DNA-Polymerasen zur Vervielfältigung der Erbinformation. Nur die mit sehr vielen Funktionen ausgestatteten Pockenviren kodieren für alle diese Enzyme selbst, weswegen sie sich im Zytoplasma vermehren können und nicht auf den Transport in den Zellkern angewiesen sind. Die notwendigen Energieleistungen werden jedoch immer von der Zelle geliefert. Das gilt für Aminosäuren und Nukleotide als Bausteine für Proteine bzw. für DNA oder RNA, Cofaktoren für enzymatische Funktionen und Lipidbestandteile für die Zusammensetzung der Virushüllmembranen.

Viren verwenden bei den mit Genexpression und Replikation verbundenen Ereignissen nur dann eigene, das heißt viruskodierte Enzyme, wenn die in den Zellen vorhandenen Funktionen ihren Ansprüchen nicht genügen. Dazu zählen vorrangig:

(1) RNA-abhängige RNA-Polymerasen: Mit Ausnahme der Retroviren findet man dieses Enzym bei allen Viren mit einem RNA-Genom, da sie dieses während des Replikationszyklus in komplementäre RNA-Moleküle umschreiben. Diesen Vorgang gibt es in eukaryotischen Zellen nicht. Müssen die RNA-Viren unter Verwendung ihrer Erbinformation neue RNA-Nukleinsäurestränge produzieren, können sie daher nicht auf entsprechende Aktivitäten der Zellen zurückgreifen. Folglich ist das Gen zur Synthese der RNA-abhängigen RNA-Polymerase als Information im Genom der Viren vorhanden und wird in den infizierten Zellen exprimiert. Viren, die als Genom eine einzelsträngige RNA in Negativstrang-Orientierung verwenden (Rhabdo-, Paramyxo-, Borna-, Filo-, Influenza-, Bunya- und Arenaviren; siehe Tab. 1), können dieses nach der Infektion einer Zelle nicht direkt als mRNA nutzen. Sie müssen es für die Produktion der Virusproteine folglich erst in mRNA umschreiben. Daher ist bei diesen Viren die RNA-abhängige RNA-Polymerase auch ein Strukturbestandteil der infektiösen Viruspartikel und wird bei der Infektion mit in die Zellen hineingebracht.

(2) RNA-abhängige DNA-Polymerasen (Reverse Transkriptasen): Diese Enzyme findet man bei den Retroviren und Hepadnaviren, die sich evolutionsgeschichtlich recht nahestehen. Retroviren schreiben mittels der Reversen Transkriptase ihr mRNA-Genom in DNA um und integrieren diese ins Genom der Wirtszelle (Abb. 4). Das ist bei diesen Viren ein obligater Vorgang, der vollzogen sein muss, bevor die Virusgene exprimiert werden können, bevor von ihnen also Transkripte abgeschrieben und diese in Proteine translatiert werden. Damit kehren die Viren den in der Molekularbiologie üblichen Informationsfluss von DNA über RNA zu Protein gewissermaßen um und übersetzen einzelsträngige mRNA in doppelsträngige DNA. In eukaryotischen Zellen existiert dieser Mechanismus nicht, daher müssen die Viren dieses Enzym selbst mit in die Zellen einbringen.

(3) DNA-Polymerasen: Insbesondere die komplexen Viren mit einem großen DNA-Genom haben für die Replikation ihrer Erbinformation Mechanismen entwickelt, die sie von den Prozessen der DNA-Replikation der Zelle unabhängig machen (zum Beispiel Herpes-, Adeno-, Pockenviren). Sie verwenden für die Genomreplikation eigene DNA-Polymerasen und haben die Information dafür in der Erbsubstanz verankert.

(4) Proteasen: Aus Gründen des möglichst ökonomischen Umgangs mit den in den infizierten Zellen verfügbaren Rohstoffen (Aminosäuren, Nukleotiden, Energie usw.) halten verschiedene Viren es für sinnvoll, die im Genom verankerten Informationen nicht in Form einzelner, voneinander getrennter Proteine zu synthetisieren, wie es in allen Zellen üblich ist. Stattdessen produzieren manche ein aus verschiedenen aneinander angehängten Proteineinheiten bestehendes Polyprotein als Vorläuferprodukt (Picorna- und Flaviviren), das sie mittels eigener Proteasen in einzelne Proteine mit den entsprechenden unterschiedlichen Funktionen zerteilen. Andere Viren synthetisieren verschiedene Formen solcher Polyproteine, wobei sie jeweils Proteine mit zusammengehörigen Aufgaben, beispielsweise die Strukturproteine, in einem Vorläuferprodukt zusammenfassen (Toga-, Corona-, Calici-, Retroviren). Auch diese werden nach der Synthese durch Virusproteasen zerteilt.

Zusätzlich zu diesen viruskodierten Enzymen findet man bei den verschiedenen Viren weitere Funktionen, die in der Zelle nicht existieren. Dazu zählt beispielsweise die bereits erwähnte H^+-Ionenpumpe der Influenzaviren, die beim *Uncoating* notwendig ist. Auch die Terminase der Herpesviren gehört zu diesen «Sonderaktivitäten»: Sie ist an der Replikation der viralen Erbinformation beteiligt und zerschneidet die dabei entstehenden langen Nukleinsäurestränge in einzelne Genomeinheiten, die in die neuen Viruspartikel verpackt werden (s. a. Kapitel VII.3).

Viren müssen bei allen Syntheseleistungen mit den Grundbausteinen zurechtkommen, die sie in ihren Wirtszellen vorfinden. Deswegen haben die meisten Wege entwickelt, die es ermöglichen, mit dem vorhandenen Material ökonomisch umzugehen:

Sie passen die Menge der Proteine, die sie produzieren, den Bedürfnissen an. Strukturproteine sind Hauptbestandteile der Viruspartikel und werden für die Synthese der Nachkommenviren in großen Mengen benötigt, während von den Enzymen, die als Biokatalysatoren wirken, meist einige wenige Moleküle genügen. Von allen Produkten gleich viele zu produzieren, wäre angesichts der begrenzten Menge an Ausgangsbausteinen nicht sinnvoll. Daher regulieren die meisten Viren im Verlauf der Vermehrungsprozesse die Mengen der neu gebildeten Genprodukte und produzieren deutlich weniger Enzyme und Nichtstrukturproteine als Strukturkomponenten. Auch greifen die Viren in verschiedene Stoffwechselvorgänge der Zelle ein und verhindern, dass Zellgene exprimiert oder Zellproteine synthetisiert werden. Sie erreichen damit, dass alle Rohstoffe für die Produktion ihrer Nachkommenschaft zur Verfügung stehen. Die infizierten Zellen selbst sind dann nicht mehr in der Lage, in das parasitäre Geschehen einzugreifen.

Zusätzlich zur Regulierung der Menge der viralen Genprodukte ist es für die Viren sinnvoll, die Produktion der Nichtstrukturproteine und Enzyme von derjenigen der Strukturkomponenten zeitlich abzutrennen. Die Enzyme, insbesondere die viralen RNA- und DNA-Polymerasen, müssen spätestens dann in der Zelle vorliegen, wenn die Viren mit der Replikation ihrer Erbinformation beginnen. Deshalb erfolgt die Synthese dieser Enzyme meist früh während des Infektionszyklus. Bei den komplexeren Viren wie den Adeno- oder Herpesviren wird die Synthese der Enzyme, die zur Genomreplikation benötigt werden, von noch früher gebildeten viralen Regulatorproteinen eingeleitet. Die Produktion der sehr großen Mengen von Strukturproteinen erfolgt hingegen überwiegend spät im Zyklus, meistens erst nachdem die ersten neu synthetisierten Genome in der Zelle vorliegen. Man kann den kaskadenartigen Ablauf der viralen Genexpression also grob in folgende Abschnitte einteilen:

(1) Synthese der sehr frühen Regulatorproteine und Transkriptionsfaktoren (nicht bei allen Viren);

(2) Synthese der Enzyme und frühen Nichtstrukturproteine, die häufig von der Aktivität der sehr frühen Regulatorproteine

abhängig ist; diese müssen folglich bereits produziert worden sein;

(3) Vervielfältigung der Virusgenome durch die viralen Enzyme;

(4) Synthese der Kapsidproteine und weiterer Strukturkomponenten.

Liegen in den Zellen sowohl neu produzierte Virusgenome wie -proteine in ausreichenden Mengen vor, müssen sich alle Komponenten zu Viruspartikeln zusammenlagern. Dies geschieht in einem geordneten Vorgang, den man als *Virus-Assembly* oder *Virus-Morphogenese* bezeichnet. Er findet meist an den Membranen in der Zelle statt, so zum Beispiel an der Membran des Endoplasmatischen Retikulums, des Golgi-Apparats sowie der Zytoplasma- oder der Kernmembran. Die umhüllten Virusarten erhalten dabei auch ihre Membranhüllen; die Viren nutzen folglich dafür die zellulären Membranen, an denen sich der Morphogeneseprozess vollzieht.

5. Wie verlassen die Viren ihre Wirtszellen?

Am Ende des Infektionszyklus liegen mehrere tausend neue Viruspartikel in der Zelle vor. In einem letzten Schritt werden die fertigen Nachkommenviren von den infizierten Zellen entlassen, ein Vorgang, den man als *Freisetzung* bezeichnet. Im einfachsten Fall geschieht dies durch das Absterben der infizierten Zelle, die durch die Vermehrung der Parasiten so stark geschädigt ist, dass der Vorgang der Apoptose eingeleitet wird. Hierunter versteht man den programmierten Zelltod – eine Art Selbstmord, den die Zelle selbst initiiert. Bakteriophagen können die Zellwand ihrer Wirte im letzten Schritt der Infektion zerstören und gelangen dadurch in die Umgebung. Ob Viren eukaryotischer Zellen zu einer ähnlichen Lyse (Auflösung) ihrer Wirte befähigt sind, ist unklar. Die Retroviren verlassen ihre Wirtszellen durch Knospung *(Budding)* von der Zelloberfläche – ein Vorgang, der den eingangs beschriebenen Endozytoseprozess gleichsam umkehrt. Die Retroviren erhalten dabei ihre Membranhülle, die in diesem

Fall von der Zytoplasmamembran stammt. Auch die Influenzaviren verlassen auf diesem Weg ihre Wirte. In anderen Fällen knospen die Viren an den Membranen des Endoplasmatischen Retikulums oder des Golgi-Apparats in das Lumen, den Innenraum dieser Organellen, werden dabei auch mit den entsprechenden Hüllen versehen und mit den Golgi-Vesikeln zur Zelloberfläche und damit nach außen transportiert.

Bevor sie weitere Zellen infizieren können, finden bei einigen Virusarten – so bei den Retroviren und den Picornaviren – nach Verlassen der Zellen Reifungsvorgänge statt. Einige der Virusproteine werden durch virale Proteasen gespalten, die Strukturen verändern sich, und das zuvor unreife Virus wird infektiös.

6. Wie verbreiten sich die Viren im Organismus?

Alle im vorhergehenden Abschnitt beschriebenen Vorgänge ereignen sich bereits in denjenigen Zellen, die das Virus an seinen Eintrittspforten in den Organismus vorfindet und die es infizieren konnte. Damit liegen nun im Bereich der Eintrittsstelle vielfache Mengen des Erregers vor, die weitere Zellen in der Umgebung infizieren, zusätzliche Nachkommenviren bilden und freisetzen.

Bei einigen Virusinfektionen bleibt die Infektion auf die Organe im Bereich der Eintrittspforte in den Körper beschränkt. So infizieren die Rhinoviren zuerst einige Zellen in der Nasenschleimhaut und verbreiten sich dann von Zelle zu Zelle in diesem Gewebe. Die Infektion und die einsetzenden immunologischen Abwehrreaktionen bedingen, dass von den Zellen der Nasenschleimhaut größere Mengen schleimhaltiger Sekrete – die Nase läuft! – abgegeben werden, die massenhaft neu produzierte Rhinoviren enthalten. Über die Sekrete gelangen die Erreger aus dem Körper und werden durch virushaltige Tröpfchen oder über Hände und Gegenstände, die mit den Sekreten verunreinigt sind (Türklinken, Lichtschalter, Taschentücher), auf bislang noch nicht infizierte Mitmenschen übertragen.

Ähnlich, wenn auch nicht so sehr auf einen begrenzten Teil des Gewebes beschränkt, verbreiten sich die Influenzaviren im Organismus. Sie gelangen zuerst ebenfalls auf die Mund- und Nasenschleimhaut und infizieren hier einige Zellen. Es werden erste Nachkommenviren gebildet, die weitere Zellen infizieren – so verbreitet sich die Infektion vom Mund- und Rachenbereich in den oberen und schließlich in den unteren Respirationstrakt, also in die Lunge. Die Viren erreichen dabei alle schleimproduzierenden Schichten und zerstören die Zellen des Flimmerepithels. Werden die geschädigten Organbereiche zusätzlich mit Bakterien, zum Beispiel *Staphylococcus aureus*, infiziert, dann verschlimmern sich die Symptome. In schweren Fällen der Influenza erreichen die Viren auch die unter dem Epithel liegenden Zellschichten des Lungengewebes und zerstören diese; zusammen mit den immunologischen Abwehrreaktionen entsteht eine Lungenentzündung. Die Influenzaviren gelangen über die von den Schleimhäuten abgegebenen Sekrete in den Speichel und werden ausgeschieden. In das Blut treten sie normalerweise nicht über und erreichen deswegen auch keine weiteren Organe im Körper.

Andere Viren hingegen infizieren nicht nur die von der Eintrittspforte aus erreichbaren Organe. Mit dem Blut oder der Lymphe werden sie im gesamten Körper verteilt und stoßen dabei in anderen Organen auf Zellen, die sich für die jeweiligen Erreger als infizierbar erweisen. Eine wichtige Rolle spielen in diesem Zusammenhang häufig die Endothelzellen, welche die Innenseiten der Blut- und Lymphgefäße und der Kapillaren auskleiden. Werden sie von Viren befallen, dann können sich die Erreger über das Endothel in alle Organe und Bereiche des Körpers ausbreiten. So verhielt sich beispielsweise das Poliovirus, bevor es durch die weltweiten Impfprogramme weitgehend eradiziert wurde (siehe Kapitel I, VI). Wie bereits erwähnt, wurde es meist über kontaminierte Lebensmittel übertragen, gelangte in den Magen und Dünndarm und infizierte dort zuerst die Zellen der Peyer'schen Plaques. Von diesen Zellen wurden die neu synthetisierten Polioviren freigesetzt, und zwar einerseits in das Darmlumen, weswegen die Erreger über den Stuhl ausgeschieden wurden. Parallel dazu erfolgte aber auch die Abgabe der neuen Polioviren in die Lymphgefäße, die auf der anderen Seite in die Peyer'schen Plaques münden, die dem Darmlumen abgewandt ist. Von hier gelangte das Virus über die Lymphflüssigkeit in die nächstgelegenen und von dort in alle weiteren Lymphknoten; hier fand es weitere infizierbare Zellen vor. So erreichten die Polioviren auch die Tonsillen – die Lymphknoten des Rachens –, vermehrten sich in den Zellen dieser Gewebe und wurden in dieser Phase vorübergehend auch im Speichel ausgeschieden. Von allen infizierten Lymphknoten wurden riesige Virusmengen in das Blut ausgeschwemmt – diese Präsenz der Viren im Blut bezeichnet man als *Virämie* – und im Körper verteilt. Dabei erfolgte eine Infektion der Endothelzellen, und die Polioviren fanden auf diesem Weg, wenn auch selten, Zugang zu den Rückenmarks- oder Gehirnhäuten und auch in das Gehirn. Die Infektion der dort vorhandenen Neuronen zerstörte diese und rief Lähmungserscheinungen hervor.

Eine virämische Verbreitung der Erreger im Blut findet man auch bei vielen anderen Infektionen, beispielsweise auch bei den durch Stechmücken und Zecken übertragenen Infektionen (Gelbfieber, Dengue, FSME). Während dieser Phasen werden die Viren durch die Blutsauger aufgenommen. Sie infizieren die Arthropoden, welche sie dann über Stiche weiterverbreiten.

Das Humane Immundefizienzvirus (HIV) wird üblicherweise beim Geschlechtsverkehr übertragen und gelangt auf die Schleimhäute der Genitalregionen. Hier infizieren die makrophagotropen Varianten die in diesem Gewebebereich vorhandenen Makrophagen, vermehren sich in ihnen und werden von Langerhans-Zellen zu den Lymphknoten transportiert. Dort finden sich weitere infizierbare Zellen (Monozyten, Makrophagen), die aus dem Lymphknoten auswandern und die Viren mit dem Blut im Körper verteilen. Da die erwähnten Zellen nur eine begrenzte Lebenszeit haben und immer wieder neu aus Stammzellen im Knochenmark nachgebildet werden, liefert der Körper dem Virus kontinuierlich frische Wirtszellen zur Infektion. Werden bei Sexualkontakten auch HIV-Varianten übertragen, die sich bevorzugt an T-Zellen binden, so finden sie in der Genitalschleimhaut keine infizierbaren Zellen vor, werden vielmehr durch die frühe Immunabwehr zerstört. Die T-zell-tropen HIV-Varianten, die für die Schädigung des Immunsystems und die Aids-Symptome verantwortlich sind, entstehen erst im weiteren

Verlauf der Erkrankung durch entsprechende Änderungen in der viralen Erbinformation, also durch Mutationen.

7. Wie verlassen die Viren ihre Wirte?

Im Grund hat jedes Virus seinen eigenen Weg entwickelt, in einen Organismus hineinzugelangen und sich in ihm zu verbreiten, sprich millionenfache Kopien seiner selbst herzustellen. Der Wirt schaut diesem Geschehen nicht tatenlos zu, sondern entwickelt wirksame immunologische Abwehrmaßnahmen, welche die weitere Ausbreitung und Vervielfältigung der Viren hemmen und sie letztendlich zerstören. Selbst wenn einige Viren – auf diese Vorgänge wird im Kapitel III.2 eingegangen – sich äußerst geschickt verhalten und gewissermaßen eine Art Waffenstillstand mit dem Immunsystem der Wirte abschließen, der ihnen ein mitunter lebenslanges Überdauern (Persistenz) sichert, liegt es im Interesse der Erreger, neue Wirtsorganismen zu finden und in ihnen Infektionen zu etablieren. Käme es nämlich zum Abbrechen der Infektionskette von Wirt zu Wirt, wäre das Überleben des betroffenen Virustyps fraglich. Viren sind für ihr parasitäres Weiterbestehen auf das Vorhandensein infizierbarer Zellen angewiesen, da sie in der Umgebung außerhalb ihrer Wirte kaum Überlebenschancen haben.

Die Abhängigkeit der Viren vom Vorhandensein infizierbarer Wirte hat letztendlich zur Ausrottung der Humanen Pockenviren und auch der Typen 2 und 3 der Polioviren geführt. Da durch die weltweit durchgeführten Impfungen mit dem Vacciniavirus bzw. den Poliovakzinen so gut wie alle Menschen geschützt waren, fanden diese Viren keine Wirtsorganismen mehr, die sie infizieren konnten (Kapitel VI). Nicht zuletzt beantwortet die Notwendigkeit zur Aufrechterhaltung der Infektionsketten wohl auch die Frage, warum Virusinfektionen im Menschen nur relativ selten tödlich verlaufen: Ein Virus, das seine Wirte regelmäßig in einer fulminanten Infektion töten würde, würde sich zusammen mit seinem Wirt in kürzester Zeit selbst vernichten. Die schweren, mit einer hohen Todesrate verbundenen Virusinfektionen, wie beispielsweise Ebola-Epidemien in Afrika, sind eine Ausnahme, die das Virus nicht «einkalkuliert» hat. Es handelt sich dabei oft um tierpathogene Viren, die nur gelegentlich auf Menschen übertragen werden und mit ihm einen Wirt vorfinden, an den sie sich in ihrer Evolution nicht anpassen konnten – mit der Folge von schwersten Erkrankungen für die infizierten «Ausnahmewirte».

Viren werden also von den infizierten Organismen ausgeschieden und übertragen, einige wichtige Wege dazu sind in Tabelle 2 aufgeführt. Die meisten Viren, die Erkältungserkrankungen verursachen (zum Beispiel die Influenza-, Corona- oder Adenoviren), sind im Speichel vorhanden und werden durch Tröpfchen oder Aerosole oral-oral übertragen. Fäkal-orale Übertragungswege finden sich bei Viren, die sich im Darm vermehren. Sie werden insbesondere bei schlechten Hygienestandards durch Schmierinfektionen oder kontaminierte Lebensmittel verbreitet, wenn beispielsweise Abwässer mit menschlichen Ausscheidungsprodukten zum Bewässern oder Düngen von Obst- und Gemüsepflanzen verwendet werden.

Verunreinigungen mit Blut spielen bei der Übertragung aller Viren, die auf dem Weg durch den Organismus eine Virämie verursachen, eine wichtige Rolle. Einige Viren, zum Beispiel die Humanen Immundefizienzviren (HIV), die Hepatitis-B- oder Hepatitis-C-Viren, sind außer im Blut auch in der Samenflüssigkeit oder den Vaginalsekreten präsent und werden deshalb beim Geschlechtsverkehr übertragen. Auf die Möglichkeit zur Verbreitung über Arthropodenstiche wurde bereits mehrfach hingewiesen (Gelbfieber, Dengue, FSME). Diesen Weg findet man bei Viren, die zu bestimmten Phasen der Infektion im Blut von Wirbeltieren vorliegen. Voraussetzung für diese Art der Übertragung ist jedoch, dass sich diese Viren auch in den Mücken oder Zecken selbst vermehren. Konkret heißt das, nach ihrer Aufnahme über die Blutmahlzeit verlassen die Viren den Magen-Darm-Trakt der Insekten und liegen nach ihrer Ausbreitung und Vervielfältigung in den Speicheldrüsen der Mücken oder Zecken vor. So werden sie bei den folgenden Stichen auf neue Organismen übertragen. Viren, die zwar im Blut von Menschen und Wirbeltieren vorhanden sind, sich aber in

Tabelle 2: Hauptübertragungswege von Viren

Übertragung	Virus
oral-oral (Tröpfcheninfektion, Aerosole, Schmierinfektion/Speichel)	Influenzavirus Coronavirus Adenovirus Rötelnvirus Masernvirus Parainfluenza-, RS-Virus Rhinovirus Herpesviren (Epstein-Barr-Virus, Windpockenvirus) Parvoviren Pockenviren
fäkal-oral (Schmierinfektion/Stuhl, verunreinigte Lebensmittel)	Polio-, Enterovirus Hepatitis-A-Virus Norovirus Rota-Virus
Blut (auch Blutprodukte)	Hepatitis-A-Virus Hepatitis-B-Virus Hepatitis-C-Virus Humanes Immundefizienzvirus (HIV) Parvovirus B19
Stechmücken	Gelbfiebervirus Dengueviren Zikavirus
Zecken	FSME-Virus Krim-Kongo-hämorrhagisches-Fieber-Virus
Tierbisse	Tollwutvirus
Hautkontakte	cutane Papillomviren Pockenviren
Geschlechtsverkehr	genitale Papillomviren Humanes Immundefizienzvirus (HIV) Hepatitis-B-Virus genitale Herpesviren

Arthropoden nicht auch vermehren, können folglich auf diese Weise nicht übertragen werden. Das gilt unter anderem auch für das Humane Immundefizienzvirus (HIV), für die verschiedenen Hepatitisviren, das Epstein-Barr-Virus und für Parvovirus B19.

Bei Schwangeren sind Übertragungen auf das ungeborene Kind selten, da die Blutkreisläufe von Mutter und Kind durch die wirksame Plazentaschranke voneinander getrennt sind. Ausnahmen sind die Zytomegalie- und einige weitere Herpesviren wie die Erreger der Windpocken sowie die Rötelnviren und das Parvovirus B19: Sie können pränatal, das heißt vor der Geburt, auf den Fetus übertragen werden. Perinatale (geburtsbegleitende) Infektionen ereignen sich, wenn Schwangere aufgrund akuter oder persistierender Infektionen die Erreger beim Geburtsvorgang auf das neugeborene Kind übertragen.

Gelegentlich werden Viren von Tieren auf den Menschen übertragen. Hierzu zählen die Tollwutviren, die durch die Bisse infizierter Füchse, Hunde oder Katzen in Menschen gelangen können. Die Übertragung der ebenfalls sehr gefährlichen Marburg- und Ebolaviren erfolgt vermutlich durch Kontakte mit Affen, die selbst die Infektion durch Kontakte mit infizierten Fledermäusen erwerben. Hanta- und Arenaviren gelangen durch das Blut oder die Ausscheidungsprodukte von Mäusen und Ratten auf die Schleimhäute und infizieren so Menschen.

8. Kann man Viren experimentell vermehren?

Viren sind, wie mehrfach erwähnt, Zellparasiten und vermehren sich nicht wie Bakterien durch Teilung. Daher kann man sie auch nicht wie diese in Kulturlösungen im Labor züchten. Wie in Kapitel I ausgeführt, bildete die Entdeckung, dass sich Zellen bestimmter Gewebe über begrenzte Zeiträume hinweg kultivieren und zur Vermehrung von Viren nutzen lassen, einen entscheidenden Durchbruch für die Virologie. Etliche Viren kann man experimentell in Zelllinien vermehren. Im Unterschied zu den ursprünglichen Gewebekulturen hat das den Vorteil, dass es sich bei ihnen meist um unsterbliche (immortalisierte) Tumorzellen handelt, die zueinander identisch sind und in der Kultur eine fast unbegrenzte Teilungsrate aufweisen. Man kann sie daher über Jahre und Jahrzehnte züchten und am Leben halten. Als ein Beispiel sei die Zelllinie HeLa genannt, die Anfang der fünfziger Jahre aus dem Gebärmutterhalskarzinom der Patientin Henrietta Lacks isoliert wurde. Sie wird seitdem in Kultur vermehrt. Man benutzt die HeLa-Zellen heute zur Züchtung einer Reihe humanpathogener Viren (zum Beispiel Herpes- oder Adenoviren).

Für die Viruszüchtung ist wichtig, dass die Kulturzellen den natürlichen Wirtszellen der Viren möglichst ähnlich sind, damit in ihnen alle Replikationsschritte ablaufen können. Nicht für alle Viren hat man jedoch derartige Zellkulturen zur Verfügung, die ihre Vermehrung ermöglichen. Beispielsweise ist es bisher nicht gelungen, die Hepatitis-B- und Hepatitis-C-Viren oder auch das Parvovirus B19 *in vitro* zu vermehren. Die Untersuchung der molekularen Vorgänge während des Infektionszyklus wird dadurch erheblich erschwert oder sogar unmöglich.

Tiermodelle sind ein weiteres wichtiges System zur Untersuchung von Infektionen. Da jedoch viele humanpathogene Viren an den Menschen als Wirt in extremer Weise angepasst sind (siehe Kapitel II.3), ist die Übertragung auf Nagetiere häufig nicht möglich. Manchmal gelingt es, Primaten mit den entsprechenden Viren zu infizieren (zum Beispiel beim Hepatitis-C-Virus oder beim Humanen Immundefizienzvirus), diese Experimente sind jedoch sehr teuer und mit schwerwiegenden ethischen Fragen behaftet. In diesen Fällen ist es von großem Vorteil, wenn ein tierpathogenes Virus existiert, das mit dem humanen Erreger nah verwandt ist und in seinem tierischen Wirt Infektionen mit ähnlichem Verlauf verursacht. Beispiele hierfür sind Infektionen des Simian Immundefizienzvirus (SIV) in Makaken, das dem Humanen Immundefizienzvirus in vielen Eigenschaften ähnelt, oder das Woodchuck-Hepatitis-Virus. Es infiziert amerikanische Waldmurmeltiere und ist mit dem Hepatitis-B-Virus des Menschen verwandt. Diese Modelle lassen Rückschlüsse auf den Infektionsverlauf der jeweiligen humanpathogenen Viren zu, unterscheiden sich jedoch in etlichen Punkten. Existiert weder ein Zellkultursystem noch ein Tiermodell, dann ist die Untersuchung der entsprechenden Virusinfektion auch heute noch sehr schwierig oder gar unmöglich. Manche Fragestellungen lassen sich dann nur durch gründliche Analyse der natürlich stattfindenden Infektionen im Menschen beantworten.

III. Welche Folgen hat die Virusvermehrung für die infizierten Zellen?

Die mit der Infektion verbundene Virusvermehrung hat Auswirkungen auf die Funktion der betroffenen Zellen und wirkt sich auch auf den Gesamtorganismus des Wirtes aus. Abhängig von der Virusart nimmt die Infektion in unterschiedlicher Weise Einfluss auf die Wirtszellen:

(1) Die Infektion bewirkt den Tod der Zelle. Wie in Kapitel II ausgeführt, beeinflussen Viren ab der Adsorption die Zellen: Sie greifen in den Stoffwechsel ihrer Wirte ein, steuern ihn zugunsten ihrer eigenen Vermehrung um und schalten ihn ab. Die Auswirkungen dieser Einflussnahme werden mit dem Begriff der *Zytopathogenität* umschrieben. Die verschiedenen Viren unterscheiden sich dabei sowohl durch die Art als auch die Drastik der Vorgehensweise: Bei einigen Virusinfektionen kommt es sehr rasch zur Schädigung und zum Tod der infizierten Zellen, bei anderen ist das Zellsterben verzögert, oder die Zelle leitet zur Abwehr die *Apoptose* ein, ein Vorgang, mit dem sie gleichsam Selbstmord begeht.

(2) Die Zelle überlebt, bleibt aber infiziert und produziert ständig meist geringere Virusmengen – es etabliert sich eine sogenannte *chronisch-persistierende Infektion.*

(3) Die Zelle überlebt, das Virusgenom bleibt in der Zelle erhalten, die Bildung infektiöser Viruspartikel ist jedoch unterbrochen. Man spricht von *Viruslatenz*, die dauerhaft bestehen bleibt. In unregelmäßigen Abständen können die Viren wiederholt aus der Latenz zur erneuten Produktion von Viren aktiviert werden und Erkrankungen verursachen.

(4) Die Zelle wird immortalisiert (unsterblich) und erhält durch die Infektion die Fähigkeit, sich *unendlich oft zu teilen.* Die Viren leiten somit einen zum Zelltod umgekehrten Vorgang ein, bei dem die Produktion von Nachkommenviren unterbro-

chen ist. Diese virusbedingt immortalisierten Zellen können maligne (bösartig) entarten und im Organismus zu Tumoren auswachsen.

1. Warum sterben Zellen durch eine Virusinfektion?

Direkte, virusbedingte Zellschäden

Die mit Infektionen verbundenen Erkrankungen können durch *direkte* viral verursachte Schäden der infizierten Zellen und Gewebe verursacht sein. Viele Viren steuern während der Infektion den Wirtszellstoffwechsel um und passen ihn ihren Bedürfnissen an. Diesen Vorgang bezeichnet man als *virus-host-shutoff* (vhs-Effekt; virale Abschaltung der Wirtsfunktion).

Dies kann durch eine gezielte Zerstörung bestimmter Komponenten der Wirtszellen geschehen, die für die Vermehrung der Viren entbehrlich, für das Funktionieren der Zelle jedoch essentiell sind. Eine derartige Möglichkeit haben beispielsweise die Polioviren und auch andere Vertreter der Picornaviren entwickelt: Ihre Genome gleichen einer mRNA (siehe Kapitel I.3, II.4); während der Infektion werden von diesen Nukleinsäuresträngen alle Virusproteine translatiert. Dies gelingt diesen Viren, obwohl ihre mRNA-Genome an den Enden nicht über ein 5'-*cap* verfügen; dabei handelt es sich um eine «Kappe». Ohne das Vorhandensein dieser Kappen-Struktur werden zelluläre mRNAs nicht in Proteine übersetzt. An dieses 5'-cap bindet sich nämlich ein aus mehreren Komponenten bestehender Proteinkomplex, der sogenannte *Cap-binding*-Komplex, und bewirkt im nächsten Schritt die Anlagerung der Ribosomen, also die Proteinsynthese-Maschinen. In den Zellen können nur 5'-*gecappte* mRNAs in Proteine übersetzt werden. Die Polioviren haben sich jedoch von diesen Vorgängen unabhängig gemacht: Sie zerstören einzelne Komponenten des *Cap-binding*-Komplexes durch ein virales Enzym, nämlich durch eine Protease, und verhindern dadurch gezielt die Synthese zellulärer Proteine. Sie selbst haben völlig andere molekulare Möglichkeiten entwickelt, die Bindung der Ribosomen und die Übersetzung der viralen mRNAs in Proteine zu gestalten, sie sind also unabhängig von der Aktivität des 5'-

cap und des *Cap-binding*-Komplexes. Folglich werden alle Syntheseleistungen in den infizierten Zellen auf die Produktion viraler Komponenten umprogrammiert.

Andere Viren erweisen sich als «Diebe», sie stehlen bestimmte Zellkomponenten und passen sie ihren Bedürfnissen an. So greifen beispielsweise die Influenzaviren früh während ihrer Vermehrung in den zellulären Stoffwechsel ein: Sie schneiden kurze Sequenzfolgen von den Enden der zellulären mRNAs ab, und zwar die Abschnitte, welche die oben erwähnte Kappenstruktur 5'-*cap* besitzen und für die Synthese der Proteine notwendig sind. Im Unterschied zu den Polioviren sind die Influenzaviren auf diese Strukturen angewiesen, ohne die 5'-*cap* werden virale mRNAs nicht in Proteine translatiert. Obwohl sie darauf angewiesen sind, verfügen die Influenzaviren jedoch nicht über die Enzyme und Funktionen, die für die Herstellung der 5'-Kappe notwendig sind. Stattdessen stehlen sie die 5'-*cap*-Strukturen von den mRNAs ihrer Wirte, indem sie diese abschneiden. Dieses «Diebesgut» verwenden die Viren für ihre eigenen Zwecke: Sie fügen daran die Sequenzen ihrer eigenen mRNAs an, und die dadurch mit einer 5'-Kappe versehenen mRNAs können in Virusproteine übersetzt werden. Der Diebstahl bewirkt zugleich, dass die durch den Vorgang des *cap*-Stehlens defekten zellulären mRNAs abgebaut werden und die Synthese der Zellproteine stoppt – es werden nur noch virale mRNAs und Proteine gebildet. Noch anders verfahren einige Herpesviren: Sie enthalten in den Viruspartikeln eine als *vhs-Faktor* bezeichnete Proteinkomponente. Bei einer Infektion gelangt der vhs-Faktor in die Zellen hinein und bewirkt den Abbau zellulärer mRNA-Moleküle und einen Stopp der Proteinsynthese.

In Zellkulturen erkennt man die direkten, durch die Viren verursachten Zellschäden als zytopathischen Effekt. Er zeigt das Sterben der Zellen an, die sich morphologisch verändern, abkugeln und sich so aus den Zellverbänden lösen. Im Fall von Bindegewebs- (Fibroblasten, Fibrozyten) oder Epithelzellkulturen liegen die Zellen als einschichtige Rasen *(Monolayer)* vor. Die morphologischen Veränderungen sind auf die Zerstörung des Zytoskeletts in der Zelle zurückzuführen. Das Zytoskelett der eukaryotischen Zellen ist ein Gerüst von Proteinkabeln und -filamenten, das aus Mikrotubuli, Aktin- und Intermediärfilamenten besteht; es verleiht den Zellen ihre polarisierte Form und die Fähigkeit zur Motilität (gerichteten Bewegung). Vermutlich wird das Zytoskelett während der Infektion durch die Aktivität zellulärer Proteasen zerstört, die vermehrt von den Lysosomen in das Zytoplasma abgegeben werden. Dies wiederum ist darauf zurückzuführen, dass sich durch die zunehmende Synthese von Virusprodukten der Ionengehalt in den Zellkompartimenten ändert. Die Zusammensetzung der zellulären Proteine ändert sich aber auch anderweitig: Man findet unter anderem erhöhte Konzentrationen zellulärer Stressfaktoren (sogenannte Chaperone und Hitzeschockproteine), und in der Zytoplasmamembran liegen veränderte Mengen von Differenzierungsantigenen und weiteren Zellkomponenten vor. All das trägt zur veränderten Gestalt der infizierten Zelle bei. Bei mikroskopischer Betrachtung finden sich im Zellinnern Einschlusskörperchen, die aus abgelagerten Virusproteinen oder -partikeln bestehen. Bei Viren mit RNA-Genom sind die Einschlusskörperchen meist im Zytoplasma vorhanden, wohingegen sie bei DNA-Viren überwiegend im Zellkern vorliegen.

Bei einigen Viren (Humanen Immundefizienz-, Masern-, Parainfluenza-, Herpes- und Pockenviren) findet man die Bildung von *Polykaryozyten*. Diese vielkernigen Zellen oder Syncytien sind *in vitro* in infizierten Zellkulturen nachweisbar, sie entstehen aber auch *in vivo* in den infizierten Geweben. Sie werden durch die Fusion der Zytoplasmamembran der infizierten Zellen mit denjenigen der Nachbarzellen verursacht. Es entsteht ein vielkerniges Zellgebilde, auch bekannt als Riesenzelle. Im Körper verbreiten sich Viren auf diese Weise von Zelle zu Zelle und tragen die Infektion in Organe, ohne dass dabei freie, infektiöse Viruspartikel beteiligt sind. Ausgelöst wird dieser Vorgang durch Virusproteine, die sich nach ihrer Synthese in die Zytoplasmamembran der infizierten Zelle einlagern. Sie stellen Kontakte zu den Oberflächen der benachbarten Zellen her und leiten die Verschmelzung der Zellmembranen ein. Auf molekularer Ebene ähnelt dieser Prozess dem Vorgang, wie er bei der Aufnahme der Viruspartikel mittels Fusion von Virus- und Zytoplasmamembran beschrieben wurde (Abb. 5A).

Indirekte, Apoptose-bedingte Zellschäden

Heute weiß man, dass infizierte Zellen häufig das Programm der *Apoptose* starten. Hierunter versteht man den programmierten Zelltod, die Zellen leiten also gewissermaßen ihren Selbstmord ein. Dabei wird der Zellinhalt in Membranvesikel, die sogenannten apoptotischen Vesikel, verpackt, das Zellgenom wird fragmentiert, und die Zelle stirbt; in der Zelle vorhandene Nachkommenviren werden dabei in die Umgebung freigesetzt. Wird dieser Vorgang zum Ende der viralen Vermehrung eingeleitet, dann ist er eine der möglichen Varianten zur Freisetzung von neu gebildeten Viren (siehe Kapitel II.5). Wird er jedoch früh gestartet, dann versucht die Zelle damit, die Infektion einzudämmen und zu begrenzen. Sterben die Zellen nämlich ab, bevor die Viren ihre parasitäre Vermehrung durch Ausbeutung der Rohstoffe der Wirte vollendet haben, werden nur wenige oder auch keine neuen Nachkommenviren freigesetzt. Damit ist auch die Erregerausbreitung im Organismus verzögert – die immunologischen Abwehrmaßnahmen können früher greifen, und die Infektion wird schneller eingedämmt. Die Vorgänge der Apoptose tragen folglich zu einer frühen Eliminierung der Erreger aus dem Organismus bei und spielen vermutlich eine wichtige Rolle bei der nicht immunologischen Infektabwehr. Dies zeigt sich auch angesichts der Tatsache, dass die Viren, die Tumorbildung verursachen, die Einleitung des programmierten Zelltods möglichst verhindern.

Indirekte, immunologisch bedingte Zellschäden

Oftmals sind jedoch viele weitere Zellschädigungen, die als Folge der Virusinfektion auftreten, indirekt verursacht. Ursache hierfür sind die Immunreaktionen, die der Körper zur Eliminierung der Erreger entwickelt: Sie greifen die infizierten Zellen an und zerstören sie. So werden beispielsweise im Verlauf einer Hepatitis-B-Infektion die infizierten Leberzellen im Allgemeinen nicht durch die Virusreplikation geschädigt, sondern durch zytotoxische T-Lymphozyten, also durch Komponenten des zellulären Immunsystems, angegriffen und getötet. Diese T-Lymphozyten erkennen virusinfizierte Zellen als «körperfremd», sie binden sich an deren Oberfläche und sezernieren zytotoxische Proteine, welche die Zellmembran der infizierten Zellen durchlöchern und sie töten. Der Organismus akzeptiert dabei eine massive Zerstörung der Leberzellen, um den Erreger aus dem befallenen Organ und somit aus dem Körper zu eliminieren. Bei Patienten äußert sich dieser Vorgang als Leberentzündung, also eine Hepatitis. Bei vielen Virusinfektionen findet man Kombinationen von direkten, viralen und indirekten, immunologischen Zellschädigungen. Den dadurch ausgelösten Zelltod bezeichnet man als *Nekrose*. In der Nachbarschaft der nekrotischen Zellen ereignen sich meist weitere Immunreaktionen und Entzündungsprozesse, die das Erkrankungsbild zusätzlich prägen.

Neben den sehr spezifisch wirkenden zytotoxischen T-Lymphozyten werden die Zellen aber auch durch das unspezifische Immunsystem geschädigt. Diese Reaktionen werden durch die Komplementkaskade oder durch die Produktion verschiedener Zytokine ausgelöst. Insbesondere bei neu auftretenden Virusinfektionen findet man häufig einen «Zytokin-Sturm», also die massive Produktion und Ausschüttung von Proteinen, die von immunologisch aktiven Zellen wie Monozyten, Makrophagen und dendritischen Zellen abgegeben werden. Diese Zytokine sind Komponenten der unspezifisch wirkenden immunologischen Basisabwehr, mit der ein Organismus generell auf das Vorhandensein von Infektionserregern (Bakterien, Viren, Pilzen, Parasiten) reagiert. Sie wirken wie auch die antiviral wirkenden Interferone (IFN-α, IFN-β), deren Synthese durch verschiedene Virusbestandteile eingeleitet wird, hochgradig zelltoxisch. Ähnlich wie die Vorgänge bei der Apoptose sollen auch diese unspezifisch wirkenden Abwehrreaktionen dazu beitragen, dass Infektionen möglichst früh eingedämmt werden. Aufgrund ihrer geringen Spezifität bewirken sie aber auch eine weitreichende Schädigung von nicht infizierten Zellen und Geweben in der Umgebung der Infektionsorte. Man hat insbesondere bei den SARS-CoV-2-Infektionen herausgefunden, dass die unspezifische Abwehr durch die Zytokine und Interferone für einen großen Teil der Zellschädigungen in den Organen verantwortlich ist.

2. Wieso können manche Viren im Organismus fortbestehen?

Chronisch-persistierende Viren

Einige Viren können im Verlauf der Infektion im Organismus einen Gleichgewichtszustand einnehmen, während dessen es weder zur Eliminierung des Erregers noch zu schweren Schädigungen der Zelle kommt (Tab. 3). Bei diesen chronischen oder persistierenden (fortbestehenden) Infektionen erfolgt eine kontinuierliche, meist geringe Vermehrung und Freisetzung der Erreger. Voraussetzung ist, dass die Viren selbst nur wenig zytotoxisch sind und die infizierten Zellen nicht oder nur in geringem Ausmaß schädigen und dass es ihnen gelingt, ihrer endgültigen Eliminierung durch das Immunsystem zu entgehen. Im Vergleich zu den zytopathogen wirkenden Viren, die die befallenen Gewebe und Organismen – wenn auch meist nur vorübergehend – stark schädigen, ist die Einleitung eines Persistenzstadiums für die Erreger vorteilhaft. Es ermöglicht ihnen trotz kontinuierlicher Virusproduktion und -ausscheidung ein oft jahre- oder jahrzehntelanges Überleben im Wirt.

Diese chronischen Infektionsformen findet man beispielsweise bei fünf bis zehn Prozent der Hepatitis-B- und etwa 80 Prozent der Hepatitis-C-Infektionen. Die Hepatitis-B-Viren leiten bevorzugt dann chronische Infektionen ein, wenn sie perinatal – also beim Geburtsvorgang – über das Blut ihrer bereits chronisch infizierten Mütter auf die Neugeborenen übertragen werden, die noch kein vollständig ausgebildetes Immunsystem besitzen. Zusätzlich haben die Hepatitis-B-Viren einige weitere Tricks entwickelt, um den immunologischen Abwehrreaktionen zu entgehen. So synthetisieren sie zusammen mit den infektiösen Nachkommenviren riesige Mengen nichtinfektiöser Partikel, die kein Virusgenom enthalten. Beide Partikelversionen haben die gleichen Oberflächenproteine; neutralisierende Antikörper, die durch das Immunsystem der Infizierten im Infektionsverlauf produziert werden, können sie nicht unterscheiden und binden sich daher sowohl an die infektiösen als an die nichtinfektiösen Partikel. Die Antikörper werden durch diese «Schafe im Wolfspelz» von ihren eigentlichen Zielen, den infektiösen Hepatitis-B-Viren, abgelenkt, so dass keine vollständige Eliminierung der Erreger stattfindet. Dies ist jedoch nicht der einzige molekulare Trick, den die Hepatitis-B-Viren entwickelt haben. Sie binden zusätzlich an ihre Oberflächen ein Protein, nämlich das Serumalbumin, das im Blut der Menschen in großen Konzentrationen vorliegt. Damit «tarnen» sie sich und gaukeln dem Immunsystem körpereigene Strukturen vor, die üblicherweise immunologisch nicht erkannt werden. Mit dieser Vorgehensweise werden die infektiösen Partikel nun zu «Wölfen im Schafspelz».

Auch die Hepatitis-C-Viren tarnen sich durch körpereigene Komponenten. An ihre Oberflächenstrukturen binden sich HDL-Lipoproteine, die ihnen zugleich auch die Wechselwirkung mit den Lipoproteinrezeptoren der Hepatozyten ermöglichen. Wichtig für die Etablierung der chronischen Infektionen ist aber vor allem die Eigenschaft dieser Viren, durch Mutation ihre Oberflächenproteine zu verändern; dadurch entstehen Quasispezies (siehe Kapitel IV), die dem Immunsystem immer wieder entgehen. Diese hohe Variabilität beruht auf der sehr fehlerhaft arbeitenden RNA-abhängigen RNA-Polymerase des Hepatitis-C-Virus, ein Flavivirus, das über ein einzelsträngiges RNA-Molekül als Genom verfügt. Die Hepatitis-C-Viren benötigen diese sehr ungenau arbeitenden Enzyme für die Replikation ihrer Genome (siehe Kapitel II.4 und IV). Die als Ausgangsmoleküle verwendeten Nukleinsäure-Matrizenstränge werden nicht ganz exakt abgelesen, dadurch entstehen komplementäre Stränge, bei denen jedes tausendste bis zehntausendste Nukleotid nicht korrekt ist. Jedes der neu synthetisierten Hepatitis-C-Virusgenome unterscheidet sich folglich in durchschnittlich ein bis zehn Positionen vom Elternmolekül.

Bedingt durch die hohe Mutationsrate ist ein großer Prozentsatz der im Infektionsverlauf gebildeten Nachkommenviren defekt – die Viren kompensieren dies mit der Synthese von eben sehr vielen neuen Viruspartikeln. Gelegentlich führen die Mutationen jedoch nicht zum Funktionsverlust, sondern zur veränderten immunologischen Erkennung. Betroffen sind davon die Regionen der viralen Oberflächenproteine, an die sich Antikörper binden. Die Aminosäurefolge dieser Epitope ändert sich. Dadurch ist die Antikörperbindung verhindert, die Viren werden nicht neutralisiert. Sie entgehen der Immunabwehr und infizieren weitere Zellen. Durch den Selektionsdruck überleben die Virusvarianten, welche die immunologischen Erkennungsregionen ihrer Proteine verändert haben. Das Immunsystem hingegen läuft diesem Prozess immer hinterher. Vermutlich ist es ebendiese hohe Variabilität, die es nicht nur den Hepatitis-C-Viren, sondern auch den Humanen Immundefizienzviren (HIV) ermöglicht, dem Immunsystem zu entgehen und chronisch-persistierende Infektionen zu etablieren, die unbehandelt zu einer schweren Schädigung des Immunsystems und zum Tod führt.

Die Immunabwehr spielt die Hauptrolle bei der Eliminierung der Viren aus dem Organismus. Infektionsverläufe in immundefizienten (abwehrgeschwächten) Patienten – zum Beispiel bei Transplantationspatienten, deren Immunsystem medikamentös unterdrückt wird, oder bei Menschen mit einer erblichen Störung des Immunsystems – sind allgemein häufig mit der Etablierung einer Viruspersistenz und schweren Erkrankungen verbunden. Jedoch bleiben chronische Infektionen, bei denen über lange Zeiträume kontinuierlich Nachkommenviren produziert werden, auch in immunologisch gesunden Personen nicht immer problemfrei. Selbst Viren mit geringer Zytopathogenität können langfristig Zellen und Gewebe schädigen und Erkrankungen verursachen. So entwickelt sich beispielsweise in 10 bis 20 Prozent der Patienten mit chronischen Hepatitis-C-Infektionen eine Leberzirrhose. Lebertumoren bilden sich bei etwa vier Prozent dieser Patienten aus. Ähnliche Folgeerscheinungen hat auch die chronische Hepatitis-B-Infektion.

Latente Viren

Während der Latenz bleibt das Virusgenom in der Zelle erhalten, die Produktion der Nachkommenviren ist jedoch unterbunden. Dementsprechend lassen sich die latenten Infektionen als eine Variante der Viruspersistenz betrachten. Das Stadium der Viruslatenz findet man beispielsweise bei den Retroviren: Sie integrieren im Verlauf des Infektionszyklus die virale Erbinformation in das Genom der Wirtszelle. Bei der Zellteilung wird sie zusammen mit dem Zellgenom dupliziert und auf die Tochterzellen verteilt. Bereits die Integration der viralen Erbinformation in das Genom der Wirtszelle kann mit Schädigungen verbunden sein (Abb. 4). Diese Integrationsmutagenese ist jedoch nicht hauptverantwortlich für die Folgen retroviraler Infektionen wie Tumorbildung bzw. Immundefizienz. Diese werden stattdessen durch die Virusproteine verursacht, die nach der Aktivierung der Expression des integrierten Genoms gebildet werden. Bei den onkogenen (krebsverursachenden), tierpathogenen Retroviren erfolgt dann neben der Synthese der Enzyme und Strukturproteine auch die Expression der viralen Onkogene, welche die Zellen transformieren und die Tumorbildung einleiten können.

Eine andere Form der Latenz haben die Alphaherpesviren entwickelt: Das Herpes-simplex-Virus repliziert sich zuerst in Fibroblasten der Mundschleimhaut und produziert dabei eine große Menge Nachkommenviren, die in den Speichel abgegeben werden. Zugleich gelangen die Viren aber auch in die Zellen der Nervenendigungen, die in die Mundschleimhaut münden und dieses Gewebe versorgen. In den Zellen der Nervenleitbahnen wandern die Viren von den Nervenenden in das Trigeminalganglion des Gesichtsbereichs – eine Art Knotenpunkt der Nervenbahnen. Hier werden keine Virusproteine oder Nachkommenviren produziert, das Genom liegt in den Zellen jedoch als zirkulär geschlossenes DNA-Molekül vor. Es findet nur die Minimalexpression einer kleinen RNA-Spezies (LAT-RNA) statt, die zur Aufrechterhaltung des Latenzstadiums beiträgt. Der Zellschaden tritt erst beim Aufwecken (Reaktivierung) des Virus aus dieser Ruhephase auf, ausgelöst durch unterschiedliche Faktoren (UV-Licht, Fieber, Medikamente, Stress etc.). Dabei wandert das Virus dann entlang der Nerven zurück in die Mundschleimhaut zu den Fibroblasten und produziert, dort angelangt, erneut infektiöse Viren. Diese sogenannten Rekurrenzen äußern sich dann in einem wiederkehrenden bläschenartigen Ausschlag. Die Vorgänge können sich lebenslang wiederholen.

Andere Herpesviren – wie das Epstein-Barr-Virus – benötigen für die Aufrechterhaltung der Latenz die Funktion einiger viraler Proteine, die den Übergang in die Phase der produktiven Virusvermehrung verhindern. Epstein-Barr-Viren infizieren B-Lymphozyten, die dadurch immortalisiert werden; sie bekommen also die Fähigkeit, sich unendlich zu teilen. Bei den humanen Warzenviren, den Papillomviren, ist der Übergang von der Latenz in den basalen (unteren) Zellschichten der Haut zur produktiven Infektionsform vom Differenzierungszustand der Zellen abhängig. Die Virusproduktion führt zum Absterben der Zelle, sie wird durch bestimmte Zellproteine eingeleitet, die nur in den Keratinozyten, also den obersten Hautschichten, vorkommen – und nur hier ist es für diese Viren auch sinnvoll, die Synthese infektiöser Nachkommen zu induzieren, weil sie von der Hautoberfläche in die Umgebung abgegeben werden können.

3. Wie verursachen einige Viren Tumorerkrankungen?

Man schätzt, dass etwa 15 bis 20 Prozent aller Tumorerkrankungen des Menschen kausal mit Virusinfektionen verbunden sind. In all diesen Fällen ist es niemals die akute Infektion, die zur Tumorbildung führt. Es handelt sich in aller Regel um langsame, sich schrittweise ausbildende Vorgänge, die sich bei persistierenden oder latenten Infektionen entwickeln können (Tabelle 3). Die meisten Viren, die mit Tumorerkrankungen des Menschen verbunden sind, haben ein DNA-Genom. Ausnahmen sind nur die Hepatitis-C-Viren, die zur Familie der Flaviviren zählen und bei persistierender Infektion Leberkarzinome verursachen können, und die Humanen T-Zell-Leukämieviren, Vertreter der Retroviren, die an der Ausbildung der sogenannten adulten T-Zell-Leukämie (ATL) beteiligt sind.

Retroviren waren schon früh als Verursacher von Tumorerkrankungen bei Tieren bekannt. 1911 hatte Peyton Rous beschrieben, dass Viren beim Geflügel Sarkome (Tumore des Bindegewebes) hervorrufen (siehe Kapitel I). In den Jahren danach entdeckte man, dass viele Retroviren – man nannte sie deshalb auch *Oncoviren* – bei Vögeln und Nagetieren unterschiedliche Krebserkrankungen wie Lymphome, Karzinome und Sarkome auslösen können. Die meisten dieser Retroviren wurden aus Inzuchtstämmen der jeweiligen Tierarten oder aus Zellkulturen isoliert; natürlicherweise verursachen sie die Tumorerkrankungen nur sehr selten. Eine Ausnahme sind die Leukoseviren der Katze (FeLV), welche die Katzenleukose unter natürlichen Bedingungen übertragen. Das tumorerzeugende Potential beruht auf der Synthese von transformationsaktiven Proteinen *(v-Onc)*, deren Information im Virusgenom verankert ist. Sie werden zusammen mit den viralen Enzymen und Strukturproteinen während der Infektion produziert, nachdem die virale Nukleinsäure – wie bei Retroviren üblich – ins Wirtsgenom integriert wurde. Die *v-Onc*-Proteine ähneln zellulären Produkten (*c-Onc*), die überwiegend die Zellteilung regulieren. Die *v-Onc*-Proteine sind im Vergleich zu ihren jeweiligen zellulären *c-Onc*-Homologen durch Mutationen so verändert, dass sie konstitutiv, das heißt andauernd aktiv sind; ihre Aktivität lässt sich folglich nicht mehr regulieren oder abschalten. Diese Daueraktivität bewirkt dann die Transformation und leitet die unendliche Teilungsfähigkeit der Zellen ein.

Neben den Hepatitis-B- und den Hepatitis-C-Viren als Verursachern von Leberzellkarzinomen gelten die Papillomviren als wichtigste Tumorviren des Menschen. Einige Typen der humanen Papillomaviren verursachen Karzinome vor allem in der Genitalschleimhaut (Zervixkarzinom) sowie verschiedene bösartige Hauttumoren *(Epidermodysplasia verruciformis)*. Erst vor einigen Jahren wurde das Merkelzell-Polyomavirus als ursächlich für die Entstehung des Merkelzell-Karzinoms beschrieben. Dabei handelt es sich um einen seltenen Hauttumor, der vor allem bei älteren Personen auftritt. Das Epstein-Barr-Virus, ein Herpesvirus, steht in enger kausaler Beziehung zum Burkitt-Lymphom, einer überwiegend bei Kindern in Afrika auftretenden Form von Lymphomen, und dem Nasopharynxkarzinom, einem Tumor der Epithelzellen im Hals-Nasen-Rachenraum. Das Humane Herpesvirus 8, ein weiterer Vertreter dieser Virusfamilie, kann Kaposi-Sarkome sowie einige seltene Krebserkrankungen (Effusionslymphome und die multizentrische Castleman-Erkrankung) auslösen. Adenoviren, deren Infektion beim Menschen bisher nicht eindeutig mit Krebserkrankungen assoziiert werden konnte, rufen hingegen bei neugeborenen Nagetieren Tumoren hervor und sind ein wichtiges Modellsystem zur Aufklärung der molekularen Prozesse bei der Transformation der Zellen.

Die DNA-Tumorviren schalten durch bestimmte virale Regulatorproteine gezielt die Funktion der zellulären Tumorsuppressorproteine aus und leiten so die maligne Entartung der Zellen ein. Zugleich ist in diesen Zellen die Produktion von Nachkommenviren unterbunden – dies ist eine Voraussetzung dafür, dass die infizierten Zellen unsterblich (immortalisiert) werden, weil die Virussynthese üblicherweise zur Schädigung und zum Sterben der Zellen führt (siehe Kapitel III, Abschnitte 1, 2).

Tumorsuppressorproteine – man bezeichnet sie auch als Antionkogene – sind eine Gruppe von zellulären Regulatorproteinen. Unter anderen zählt man zu ihnen das Protein p53 und die sogenannten Retinoblastomproteine Rb105/107. Alle haben die Aufgabe, die Zellteilung zu kontrollieren. Der Zellteilungszyklus wird generell in verschiedene Abschnitte unterteilt (Abb. 6).

Die Phasen S (Synthesephase), in welcher das Zellgenom verdoppelt wird, und M (Mitose), während der das nun duplizierte Genom auf die beiden entstehenden Tochterzellen verteilt wird, sind durch unterschiedlich lang dauernde Ruhephasen (G_1/G_0 und G_2) voneinander getrennt. Die Tumorsuppressorproteine regulieren die Länge der Ruhephasen und sind somit für den kontrollierten Übergang in die Synthesephase bzw. die Mitose zuständig. Werden die Ruhephasen über lange Perioden ausgedehnt, dann teilen sich die Zellen sehr langsam oder gehen sogar in eine lang andauernde Ruhephase über.

Viren sind allgemein darauf angewiesen, dass sich die von ihnen infizierten Zellen teilen: Ihr eigener parasitärer Vermehrungszyklus benötigt die hohen Stoffwechselraten und den

Tabelle 3: Virusinfektionen des Menschen, bei denen man regelmäßig persistierende bzw. latente Verläufe beobachtet

Virus		Symptome	
	Erkrankung/ Erstinfektion	**Persistenz**	**Latenz**
Hepatitis-C-Virus	Leberentzündung	Leberzirrhose, Leberzell-karzinom	
Humanes Pegivirus	?	?	
Masernvirus	Masern	subakute, sklerosierende Panenzephalitis (SSPE)	
Humanes Immundefizienz-virus (HIV)	Fieber, Lymphknoten-schwellung	Immundefizi-enz, Aids	
Humanes T-Zell-Leukä-mie-Virus (HTLV-1)	?		adulte T-Zell-Leukämie, tropisch-spasti-sche Paraparese
Hepatitis-B-Virus	Leberentzündung	Leberzirrhose, Leberzell-karzinom	
Merkelzell-Karzinom (MCPyV)	?		Merkelzell-Polyomavirus
BK-Virus (BKPyV)	Cystitis		bei Transplantat-empfängern: Nephropathie
Papillomviren	Warzen, Hautläsio-nen		Zervixkarzinom, Epidermo-dysplasia verruci-formis
Adenoviren	Keratokonjunktivitis Fieber, Halsschmer-zen, Durchfall	?	
Herpes-sim-plex-Virus	Entzündungen/ Mund-, Genital-schleimhaut		Herpes labialis, Herpes genitalis

Varizella-Zoster-Virus	Windpocken		Gürtelrose
Zytomegalievirus	Fieber, Lymphknotenschwellung (selten), kongenitales CMV-Syndrom (in Feten und Neugeborenen)		bei Immundefekten: Pneumonie, Hepatitis, Choriomeningitis
Humane Herpesviren 6, 7	Dreitagefieber		?
Epstein-Barr-Virus	Infektiöse Mononukleose, Pfeiffer'sches Drüsenfieber		Burkitt-Lymphom, Nasopharynxkarzinom
Humanes Herpesvirus 8	?		Kaposi-Sarkom, Effusionslymphom, Castleman-Krankheit
Parvovirus B19	Ringelröteln	Arthritis, chronische Anämie	
Torque-Teno-Viren (TT-Virus)	?	?	

Energieumsatz von proliferierenden (sich vermehrenden) Zellen und die Enzyme, die in der S-Phase des Teilungszyklus vorhanden sind. Einige Viren, beispielsweise die autonomen Parvoviren, erreichen dies, indem sie ausschließlich sich teilende Zellen infizieren und sich nur in ihnen vermehren. Alternativ haben andere Viren die Fähigkeit entwickelt, die infizierten Zellen zur Teilung anzuregen: Damit schaffen sie sich das zu ihrer Vervielfältigung notwendige intrazelluläre Umfeld. Auch wenn die DNA-Tumorviren sich in den Details der Vorgehensweise unterscheiden, so beeinflussen alle die Aktivität der zellulären Regulatoren der Zellteilung, nämlich die Tumorsuppressorproteine. Als Folge treten die Zellen zu schnell in die S-Phase des Zellzyklus ein und beginnen, sich zu teilen und zu vermehren. Die Viren haben ihr Ziel erreicht, können sich vermehren und Nachkommen produzieren. Die produktive Virusinfektion bewirkt jedoch – wie bereits ausgeführt – eine meist schwere Schädigung der Zellen. Das bedeutet, dass die Fähigkeit zum Einleiten der Zellteilung verbunden mit dem Beginn der Virussynthese nicht für die Immortalisierung der Zellen ausreichend sein kann. Immortalisierung bedeutet die Fähigkeit zur unendlichen Teilung, während eine durch die Virussynthese abgestorbene, also tote Zelle hingegen das genaue Gegenteil einer Tumorzelle darstellt.

Es wurde erwähnt, dass alle Tumorviren des Menschen persistierende oder latente Infektionen verursachen – sie verbleiben also nach einer Infektion im Organismus und produzieren dabei kontinuierlich oder in Abständen Nachkommen. Während dieser lang andauernden Infektionen kann es zu «genetischen Unfällen» kommen, welche den Infektionszyklus unterbrechen und die Synthese der Nachkommenviren verhindern. Verantwortlich dafür kann die Integration des gesamten Virusgenoms oder von bestimmten Genomabschnitten in die Zell-DNA sein oder auch mutationsbedingte Veränderungen im Virusgenom. Gelegentlich gelangen zudem Viren in Zellen, in welchen der Infektionszyklus nicht vollständig ablaufen kann. Es erfolgt dann die Synthese nur eines Teils der frühen Virusproteine – darunter der Regulatoren, welche die Tumorsuppressoraktivität beeinflussen und die Zellteilung unkontrolliert und begrenzt einleiten, weil eben die übliche infektionsbedingte Zellschädigung ausbleibt.

Die geschilderten Vorgänge reichen jedoch noch immer nicht aus, um eine sich schnell und unendlich teilende – das heißt immortalisierte – Zelle zur Tumorzelle werden zu lassen. Hierfür sind zusätzliche Vorgänge notwendig. Die Zellen müssen nämlich dem Immunsystem entgehen, das in der Regel derartig veränderte Zellen als «fremd» erkennt. Auch das Programm der Apoptose, das unter normalen Umständen gleichsam als eine «Notbremse» in denjenigen Zellen angeschaltet wird, die sich im Gewebeverband ungewöhnlich verhalten und dadurch auffällig werden, muss lahmgelegt werden.

Bei der virusbedingten Zelltransformation und Tumorbildung

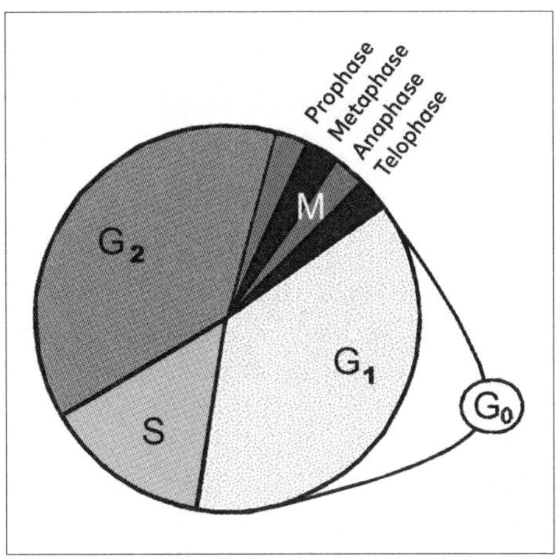

Abb. 6: Die Phasen des Zellzyklus. Während der Mitose (M) teilt sich die Zelle in zwei Tochterzellen, in der Synthesephase (S) erfolgen die Autoduplikation des Genoms und die Produktion der meisten Zellstrukturproteine. Beide Phasen werden durch Ruhephasen voneinander getrennt: Nach der Teilung treten die Zellen in eine präsynthetische Phase G_1 ein, die auch in ein Ruhestadium G_0 von unterschiedlicher Länge übergehen kann. Die Zellen in der G_0-Phase bleiben dabei potentiell teilungsfähig und können jederzeit wieder zum Eintritt in die G_1-Phase angeregt werden. Die verschiedenen Tumorsuppressorproteine entfalten ihre Aktivitäten bei der Kontrolle des Übergangs von der G_1- bzw. G_0- in die S-Phase des Teilungszyklus. Nach der S-Phase mit der Verdopplung des Genoms schließt sich eine postsynthetische G_2-Phase an, bevor die Zellen sich teilen.

müssen also immer viele Schritte zusammenwirken. Auf alle Details dieser komplexen Vorgänge kann im Rahmen dieses Buches nicht eingegangen werden – interessierte Leser werden auch in diesem Fall auf die im Anhang angegebene weiterführende Literatur verwiesen.

IV. Woher kommen neue Viren?

1. Welche Viren haben uns erst kürzlich erreicht?

Meist sind die als «neu» bezeichneten Viren nicht wirklich neu. Bevor man sie erstmals in Menschen gefunden hatte, existierten sie in anderen Wirten oder geografischen Regionen. Durch Kontakte mit Wildtieren oder deren Import, aufgrund von Reise- und Handelsaktivitäten werden neue Wirte für diese Viren zugänglich. Diese Übertragungen von Tieren auf Menschen bezeichnet man als *Zoonosen*. Sie ereignen sich bevorzugt, wenn zwei Wirte sich evolutionär nahestehen. In diesen Fällen können die Viren die Speziesbarriere relativ leicht überspringen. So ist vermutlich HIV aus dem sehr ähnlichen Immundefizienzvirus der Schimpansen (SIVcpz, *simian immunodeficiency virus, chimpanzee*) hervorgegangen. Die Gruppe von Beatrice Hahn – einer deutschen Virologin, die heute an der Universität von Pennsylvania (Philadelphia, USA) tätig ist – fand vor etwa zehn Jahren, dass wildlebende Schimpansen in Zentralafrika mit SIVcpz infiziert sind. Diese Viren sind sehr ähnlich zu HIV und wurden wohl vor längerer Zeit bei Kontakt mit Jägern von den Schimpansen auf Menschen übertragen. In den Menschen erfolgte eine zunehmende Anpassung und Weiterentwicklung zu den heute bekannten HIV-Varianten, die zwischen Menschen übertragen werden und die Immunschwäche Aids verursachen. Zur Pandemie aber entwickelte sich die HIV-Infektion erst ab 1980 durch veränderte Lebensbedingungen und soziale Veränderungen in Afrika wie Handel, Urbanisation und weltweiten Tourismus.

In einigen Fällen können Fledermäuse die natürlichen Säugetierwirte für neue Viruserkrankungen bei Menschen sein. Dies gilt für die Ebolaviren und verschiedene andere in den Tropen verbreitete Erreger von hämorrhagischem Fieber, wie die Nipah- und Hendraviren in Südostasien bzw. Australien. Drastisch veränderte Lebensbedingungen im Habitat der Fledermäuse wie

Eingriffe durch massive Landrodung und Abholzung sind für das Auftreten dieser Infektionen entscheidend. Sie zwangen die zurückgezogen lebenden Fledermäuse und Flughunde, sich neue Lebensräume auf Bäumen von Tierweiden oder unter den Dächern von Offenställen zu erschließen. Die auf den Boden fallenden Exkremente infizierten neue Wirte, unter anderem Affen, Nagetiere, Schweine und Pferde. Und die Viren fanden davon ausgehend im zweiten Schritt ihre Wege zum Menschen.

Dies gilt auch für manche Coronaviren. Das SARS-Coronavirus (SARS-CoV, SARS = *severe acute respiratory syndrome*) wurde im Herbst 2002 als Verursacher einer sehr schwer verlaufenden Lungenentzündung in Südostasien bekannt. Es wurde vermutlich auf Menschen übertragen, die Kontakt zu Schleichkatzen hatten, die auf Lebendtiermärkten in China gehandelt werden, und verbreitete sich schnell in der menschlichen Bevölkerung. Dieser Ausbruch konnte innerhalb von wenigen Monaten kontrolliert werden. In den Ländern der Arabischen Halbinsel trat ab 2012 eine ebenfalls sehr schwere Lungenentzündung auf, die durch MERS-Coronaviren (MERS-CoV, MERS = *middle east respiratory syndrome*) verursacht und bei engem Kontakt mit Dromedaren auf Menschen übertragen wird. Die natürlichen Wirte sowohl für SARS-CoV als auch für MERS-CoV sind Fledermäuse. Von diesen wurden sie auf Schleichkatzen bzw. Dromedare als «Zwischenwirte» und von diesen schließlich auf Menschen übertragen. Auch das sich seit Beginn des Jahres 2020 höchst effizient und pandemisch, also weltweit in der menschlichen Bevölkerung verbreitende SARS-CoV-2 stammt wohl aus Fledermäusen. Ob es von diesen direkt zu den Menschen gelangte oder ob Zwischenwirte – diskutiert werden Marderhunde und Schuppentiere (Pangoline), die in China wegen ihres Fleisches gejagt und in der Traditionellen Chinesischen Medizin verwendet werden – an der zoonotischen Übertragung beteiligt waren, ist noch ungeklärt. Insbesondere beim SARS-CoV-2 zeigte sich, dass diese Viren sehr gut von Mensch zu Mensch weitergegeben werden und sich – einmal in der Bevölkerung angekommen – dabei durch Mutationen an die Menschen als neue Wirte anpassen können. Als Folge finden sich neue Varianten der ursprünglichen

Viren, die von der immunologischen Abwehr unzureichend erkannt werden – egal, ob diese natürlich durch Infektion oder Impfung erworben wurde.

Die hochpathogenen Influenzaviren H5N1 und H7N9 – besser bekannt als Vogelgrippe, sie verursachen die klassische Geflügelpest – sind ebenfalls mögliche Quellen für zoonotische Infektionen mit schweren Folgen. Während der vergangenen Jahre infizierten die Influenzaviren H5N1 und H7N9 das Geflügel Südostasiens und wurden im Anschluss durch infizierte Zugvögel von Asien nach Europa und auch nach Afrika verschleppt. Selten werden beim Kontakt mit befallenem Geflügel auch Menschen infiziert, die dann jedoch schwer erkranken und meist versterben. Allerdings übertragen sie die Vogelgrippeviren nicht weiter. Jedoch befürchtet man, dass sich die Viren während ihrer Vermehrung in den infizierten Patienten durch Mutation so verändern, dass sie Menschen effizienter infizieren und auf diesem Wege H5N1-Varianten entstehen, bei denen eine Übertragung von Mensch zu Mensch leichter möglich wird. Dies könnte zu einer neuen, dann sehr gefährlichen Influenzapandemie führen. Deswegen ergreift man bei Auftreten erster Verdachtsfälle drastische Maßnahmen, beispielsweise die Keulung infizierter Tierbestände, um das Auftreten der hochpathogenen Vogelinfluenzaviren in Wirtschaftsgeflügel und das Übertragungsrisiko auf den Menschen zu kontrollieren.

Auch findet man immer wieder «neue» Virusinfektionen, die von Arthropoden (Gliederfüßlern wie Stechmücken oder Zecken) auf Menschen oder Tiere aktiv übertragen werden. Wenn die Mücken oder Zecken einen infizierten Wirt stechen, dann nehmen sie zusammen mit der Blutmahlzeit die Viren auf; diese vermehren sich im Insekt bzw. in der Zecke und werden über ihren Speichel bei erneuten Stichen auf andere Menschen oder Tiere übertragen (siehe Kapitel II.7). Bei geeigneten klimatischen Bedingungen können Arthropoden auch große Strecken überwinden; dann ändert sich ihre regionale Verbreitung, und die von ihnen übertragenen Viren treten zusammen mit den jeweiligen Krankheiten in einer Population zum ersten Mal auf. Zusätzlich tragen Tourismus, internationaler Handel, Tiertransporte, Zugvögel oder neue landwirtschaftliche Verfahren zum Import der infizierten Insekten in neue Regionen und Populationen bei. Ein Beispiel ist die Chikungunya-Virusinfektion. Dieses Virus wird durch die Stechmücken *(Aedes spp.)* übertragen und verursacht bei Menschen eine hoch fieberhafte Erkrankung, die in Indien und den tropischen Ländern Südostafrikas lange bekannt ist. 2007 und 2012 fand man Chikungunya-Virusinfektionen erstmals in Norditalien bzw. auf der Atlantikinsel Madeira. Das Virus hatte über infizierte Mücken und/oder Patienten den Weg nach Europa gefunden. Ähnliche Importe in europäische Länder sind – insbesondere im Sommer – für die tropischen Dengueviren bekannt. Auch das Zikavirus war als Verursacher von fieberhaften Erkrankungen in Afrika, Asien und Polynesien gut bekannt. Aufsehen erregte es jedoch erst, als Touristen Zikavirus-infizierte Gelbfiebermücken in Flugzeugen in süd- und mittelamerikanische Länder importierten. Auf dem amerikanischen Kontinent waren Zikaviren bis zu diesem Zeitpunkt nie aufgetreten. In der Bevölkerung Süd- und Mittelamerikas konnten die dort unbekannten Zikaviren ab 2015 einen epidemischen Ausbruch des Zikafiebers mit vielen fetalen Schädigungen verursachen.

Sorge bereitet die Vorstellung, dass sich die Erreger während der kommenden Jahre durch Mutation an andere, auch in Europa heimische Mückenarten adaptieren können. Die eng mit den Gelbfiebermücken verwandten Asiatischen Tigermücken haben sich während der Sommermonate in einigen Regionen nördlich der Alpen bereits etabliert und könnten aufgrund der fortschreitenden Klimaerwärmung künftig ganzjährig in Mitteleuropa vorkommen. Viren, die durch Gelbfiebermücken übertragen werden, vermehren sich zumindest unter Laborbedingungen auch in Asiatischen Tigermücken. Derzeit reicht die wegen der niedrigeren Temperaturen und Feuchtigkeitsverhältnisse in Mitteleuropa eingeschränkte Infektion der Tigermücken für eine effiziente Virusübertragung auf Menschen und Säugetiere nicht aus. Sollten die Viren sich jedoch durch wenige Mutationen an die in Europa vorkommenden Mücken anpassen, dann könnten sich tropische Infektionserkrankungen auch hier verbreiten.

2. Was bestimmt die Zell- und Wirtsspezifität eines Virus?

Je spezifischer die Wechselwirkung zwischen Virus und infizierbarer Zelle, desto höher ist für den Erreger jedoch das Risiko, die für seine Infektion geeigneten Zellen nicht zu finden. Darauf beruht auch die Eigenschaft, dass viele Viren die Speziesschranke nur schwer überwinden können. Das gilt insbesondere für Wirte, deren Wege sich während der Evolution schon vor langer Zeit voneinander getrennt haben. Es scheint deshalb äußerst unwahrscheinlich, dass Säugetiere von Pflanzenviren infiziert werden können. Auch sind die meisten Hunde- oder Katzenviren nicht in der Lage, Menschen zu infizieren. Sollten die Erreger der Hundestaupe oder auch der Katzenseuche durch Kontakt mit den erkrankten Haustieren die Eintrittspforten in den menschlichen Organismus passiert haben, dann kommen sie – im Körper angelangt – nicht in die Zellen hinein, weil hier die zugehörigen Rezeptoren nicht optimal passen (siehe auch Kapitel III.3). Ähnliches kennt man vom Felinen Immundefizienzvirus FIV (*felis*, lateinische Bezeichnung für die Gattung der Kleinkatzen), das mit dem Erreger der Immundefizienz beim Menschen (HIV) sehr nah verwandt ist und bei Katzen eine Immunschwäche verursacht. Damit es in die T-Lymphozyten der Katzen gelangt, benutzt es als molekulares «Schloss» den felinen CD4-Rezeptor. Obwohl die CD4-Proteine von Mensch und Katze die gleichen Aufgaben erfüllen, kann das FIV im Unterschied zu SIVcpz (siehe vorherigen Abschnitt IV.1) die entsprechenden Zellen des Menschen nicht infizieren. Beide CD4-Moleküle weisen Unterschiede in der Abfolge der Aminosäuren auf, und diese verhindern die Bindung der Katzenviren an Menschenzellen, wie auch im umgekehrten Fall diejenige des HIV an Katzenzellen.

Anderen Viren gelingt es jedoch, die Artenschranke zu überspringen; sie haben sich im Unterschied zu den bisher erwähnten Beispielen hinsichtlich ihrer Bindung an den Zellrezeptor nicht so hochgradig spezialisiert. So sind Influenzaviren in der Lage, verschiedene Wirbeltierarten wie Vögel, Schweine, Pferde und auch Menschen zu infizieren. Sie binden sich an Sialylsäuren, das sind N-Acetyl-Neuraminsäuren, die sich als endständige Einheiten in komplexen Zuckermolekülen finden. Diese Kohlehydrate sind – ohne Rücksicht auf die Tierart – als Modifikation an eine ganze Reihe von Zelloberflächenproteinen angehängt. Einzig die Art der Verknüpfung der Sialylsäure mit den benachbarten Zuckergruppen unterscheidet die Spezifität der Virustypen voneinander. Die humanpathogenen Influenzaviren bevorzugen die Form der $\alpha(2,6)$-glycosidischen Bindung, aviäre Influenzaviren hingegen den Verknüpfungstyp $\alpha(2,3)$. Bereits geringfügige Veränderungen in der Struktur der HA-Oberflächenproteine der Influenzaviren genügen, um die Wechselwirkung mit den Zellrezeptoren zu beeinflussen. Folglich sind Viren, die solche Typen überall vorkommender «Generalschlösser» verwenden, hinsichtlich ihres Adsorptionsprozesses nicht sehr artspezifisch.

Auch Viren, die durch Stechmücken oder Zecken übertragen werden und sich in verschiedenen Wirten wie Arthropoden, Wirbeltieren und auch Menschen vermehren, sind nicht hoch spezialisiert in der Nutzung von Zellkomponenten bei Adsorption und Replikation. Sie können sich an die unterschiedlichen molekularen Bedingungen, die sie in den Wirten vorfinden, sehr gut anpassen.

Die Spezifität zur Infektion bestimmter Wirte oder Zelltypen kann sich aber auch zu einem späteren Schritt des Infektionszyklus manifestieren, da neben den äußeren, oberflächenexponierten auch interne Zellkomponenten die Virusreplikation beeinflussen. Ganz allgemein lässt sich das so ausdrücken: Wenn man über einen passenden Schlüssel verfügt, gelangt man zwar in eine Behausung hinein – um dort aber überleben und gar Nachkommen produzieren zu können, sollte man auch eine nutzbare Einrichtung und einen gefüllten Kühlschrank vorfinden. Gelangt man dagegen mit einem ungenau passenden Generalschlüssel in eine Tiefgarage, dann hat man Probleme.

3. Warum passen sich Viren schnell an neue Wirte an?

Sind Viren erst einmal in den Zellen eines für sie neuen Wirtsorganismus angekommen, müssen sie sich an die für sie noch unbekannten Bedingungen anpassen und ihre Vermehrung optimieren. Die vollständige Adaptation eines Virus an seinen Wirt mündet üblicherweise in seine möglichst geringe Virulenz: Sie ist die für Virus und Wirt gleichermaßen erstrebenswerte Situation für ein problemloses Zusammen- und Überleben. Dass diese unkomplizierte Coexistenz erreichbar ist, zeigt der Umfang des Viroms, das heißt der Gesamtheit der Viren, die man jüngst bei metagenomischen Analysen in Menschen und Tieren gefunden hat. So persistieren beispielsweise die Pegiviren – sie wurden ursprünglich als Hepatitis-G-Viren bezeichnet, weil sie erstmals aus Patienten mit einer Leberentzündung isoliert wurden – in vielen Menschen, ohne dass dies zu Erkrankungen führen würde. Dies gilt auch für viele Spezies der Torque-Teno-Viren, die sich in vermutlich allen Menschen und Säugetieren kontinuierlich in großen Mengen vermehren und dabei keine Krankheiten verursachen.

Allerdings ist der Weg, bis Viren dieses unkomplizierte Miteinander erreicht haben, oft steinig. Gelangen Viren nämlich in eine für sie neue Wirtsspezies, dann kann das für beide Seiten schwierig sein. Die Wirte erkranken oft sehr schwer, und die Infektionen verlaufen häufig tödlich; als Beispiele gelten die hämorrhagischen Fieber durch Ebola- oder Lassaviren. Auch ist es für das Virus nicht vorteilhaft, seinen Wirt derart massiv zu schädigen – ein Parasit rottet sich damit selbst aus! Die parasitische Lebensweise der Viren macht folglich eine möglichst schnelle Anpassung an neue, aber noch fremde Wirte notwendig. Dies zeigt exemplarisch das Beispiel des caninen Parvovirus, das als Verursacher der Parvovirose der Hunde aufgrund weniger Basenveränderungen im Genom der Erreger der Katzenseuche entstanden ist. Verantwortlich waren dafür nur drei Mutationen im Genom des lange bekannten Katzenseuchevirus, die drei veränderte Aminosäuren im Kapsidprotein zur Folge hatten. So entwickelte sich das canine Parvovirus, das erstmals 1978 in den Hundepopulationen Europas auftrat und sich in kurzer Zeit pandemisch auf alle Kontinente verbreitete. Die durch die Infektion verursachte hämorrhagische Gastroenteritis verlief meist tödlich, so dass Millionen von Hunden verstarben. In den Folgejahren passte sich das canine Parvovirus jedoch durch Mutation an seinen neuen Wirt an, seine Pathogenität schwächte sich ab, so dass die Hunde nicht ausgerottet wurden – eine Befürchtung, die von Veterinären während der Frühphase der Pandemie tatsächlich ausgesprochen wurde.

Die Entstehung «erfolgreicher» neuer Viren basiert auf voneinander unabhängigen Vorgängen bzw. Kombinationen von ihnen:
(1) der genetischen Veränderung (Mutation) eines Virus und ihrer Selektion;
(2) der Änderung der sozialen Strukturen und/oder Lebens- und Umweltbedingungen in der Wirtspopulation;
(3) der Möglichkeit, dass ein Virus in eine neue Population eingetragen wird oder Kontakt mit einer neuen Wirtsspezies bekommt.

Diese Evolutionsvorgänge erfolgen bei Viren aufgrund der kurzen Generationszeit, der großen Zahl von Nachkommen, die sie im Infektionsverlauf produzieren, und nicht zuletzt aufgrund ihres einfachen Aufbaus sehr rasch. Am deutlichsten sind diese Vorgänge bei den Viren mit einem RNA-Genom. Diese sind bei der Replikation ihrer Erbinformation auf die Verwendung von viralen RNA-abhängigen RNA-Polymerasen angewiesen (siehe Kapitel II.4), denen eine bei zellulären Enzymen übliche Funktion fehlt, nämlich die sogenannte *Proofreading*-Aktivität. Diese überprüft bei der Synthese von neuen DNA-Strängen, ob die zu den Elternsträngen komplementären Basen korrekt angelagert werden. Damit wird in der Zelle bei der Neusynthese der Erbinformation eine sehr hohe Genauigkeit gewährleistet, die bei einer Rate von einer einzigen falsch eingebauten, also nichtkomplementären Base pro 10^9 Nukleotiden liegt. Bei den meisten RNA-Viren findet man hingegen eine Fehlerhäufigkeit von

10^{-3} bis 10^{-4}. Das bedeutet für ein Virus mit einem etwa 10 000 Basen umfassenden RNA-Genom, dass sich die Genome aller Nachkommenviren in einem bis zehn Nukleotiden von der Erbinformation des Elternvirus unterscheiden. Man hat es eigentlich nicht mit nur einem Virus, sondern mit einer Population sehr nahe miteinander verwandter Viren zu tun, auch bekannt als *Quasispezies*. Dieses große Ausmaß an Mutantenbildung kennt man vor allem beim Hepatitis-C- und dem Humanen Immundefizienzvirus; es bewirkt, dass eine immunologische Kontrolle der Infektion kaum möglich ist. Gleiches gilt – wenn auch weniger stark ausgeprägt – grundsätzlich für DNA-Viren: Die Mutationsrate ist um den Faktor von mindestens 100 kleiner. Die Polyoma-, Papilloma- und auch die Parvoviren nutzen für die Synthese ihrer Genome zelluläre DNA-Polymerasen. Die Herpes- und Pockenviren kodieren selbst für DNA-Polymerasen, die mit *Proofreading*-Aktivitäten zur Korrektur von falsch eingebauten Nukleotiden ausgestattet sind.

Die Anpassungsvorgänge führen zu Viren mit neuen Eigenschaften. Ändern sich durch die Mutationen die pathogenen Eigenschaften, dann können sie entscheidend ihren Infektionsablauf und die Gesundheit ihrer Wirte beeinflussen. Die Folge von Mutationen in den Genen, die für virale Oberflächenproteine kodieren und dem Selektionsdruck des Immunsystems ausgesetzt sind, wird *antigenic drift* genannt. Diese Drift ist insbesondere bei RNA-Viren ausgeprägt und mit der Bildung von Varianten und Quasispezies verbunden; sie werden von der Immunabwehr des Wirtes eingeschränkt oder gar nicht erkannt. Ähnlich wie das Immunsystem auf Oberflächenproteine kann auch die antivirale Therapie einen Selektionsdruck ausüben und zur Bildung von therapieresistenten Virusvarianten führen (siehe Kapitel VII).

Viren mit segmentierten Genomen, wie die Influenza- oder Rotaviren, können zusätzlich zu Mutationen weitreichende genetische Änderungen erfahren. Infizieren zwei nahe miteinander verwandte Viren gleichzeitig eine Zelle, dann kann dies zum Austausch von einem oder mehreren Genomsegmenten führen, ein Vorgang, der als *antigenic shift* bekannt ist. Führt die Neuverteilung der Genomsegmente zum Austausch der Gene, die für die viralen Oberflächenproteine kodieren, dann erhalten die durch das Reassortment entstehenden Viren ein neues antigenes Muster. Gut dokumentierte Beispiele hierfür sind die klassischen Pandemien, die im vergangenen Jahrhundert durch die Influenza-A-Viren ausgelöst wurden. Unter den Bezeichnungen Spanische, Asiatische und Hongkong-Grippe haben sie Millionen von Todesopfern gefordert und die Weltgeschichte entscheidend beeinflusst. Die Pandemieviren stellten dabei meist genetische Mischungen (Reassortanten) aus humanen und aviären Subtypen der Influenza-A-Viren dar, die entstehen können, wenn Schweine gleichzeitig mit verschiedenen Subtypen infiziert werden. Schweine sind nicht nur für porzine, sondern auch für aviäre und humane Influenzaviren empfänglich und stellen eine Art «Mischgefäß» dar.

Auch Viren mit nichtsegmentierten Genomen können ganze Genbereiche untereinander austauschen. Zu dieser genetischen Rekombination kann es kommen, wenn Zellen des Wirtsorganismus von zwei verschiedenen, aber miteinander verwandten Virustypen infiziert und bei der Replikation der Genome beide Matrizenstränge wechselnd für die Polymerisation genutzt werden: Es entstehen mosaikartige Nukleinsäurestränge. Auch dieser Vorgang ist vor allem bei verschiedenen RNA-Viren dokumentiert. Ein klassisches Beispiel stellen die equinen Encephalitisviren der Neuen Welt dar. Das Western-Equine-Encephalitis-Virus verursacht bei Pferden und Menschen eine akute Encephalitis und ist durch genetische Rekombination aus dem Eastern-Equine-Encephalitis-Virus und einem mittlerweile wohl ausgestorbenen Erreger mit Ähnlichkeit zum Sindbisvirus entstanden. Beide Virustypen waren ursprünglich auf dem amerikanischen Kontinent verbreitet. Genetische Rekombination ist aber nicht nur zwischen zwei miteinander verwandten Viren möglich, sondern auch zwischen viraler und zellulärer Nukleinsäure. Gut untersuchte Beispiele sind die onkogenen Retroviren, die ein zelluläres Onkogen in ihre Erbinformation aufgenommen haben und in der Lage sind, in ihren Wirten Tumoren zu erzeugen, wie das Rous-Sarkom-Virus der Hühner und das feline Sarkomvirus der Katze.

V. Wie kann man Virusinfektionen nachweisen?

Viele Erkrankungsbilder, die durch Viren verursacht werden, sind nicht von denen anderer Infektionserreger wie Bakterien, Pilze oder Parasiten zu unterscheiden. Auch gehen viele verschiedene Virusinfektionen mit ähnlichen Symptomen, wie beispielsweise dem «grippalen Infekt», einher. Eine Differentialdiagnose, selbst wenn sie sich primär am Erkrankungsbild orientiert, ist daher von geeigneten Labormethoden abhängig. Während man bakterielle Infektionen bereits gegen Ende des 19. Jahrhunderts nachweisen konnte, ließen sich Viren wegen ihrer obligat parasitären Lebensweise erst dann *in vitro* vermehren, als man die Methoden zur Gewebe- und Zellkultur im Labor etabliert hatte; für einige Virusarten ist dies auch heute noch nicht möglich (siehe Kapitel II.8). Die direkte Sichtbarmachung der Viruspartikel war erst mit den Elektronenmikroskopen möglich, die ab der Mitte des 20. Jahrhunderts zur Verfügung standen (siehe Kapitel I.1). Zwar brachte man bereits um 1900 einige Virusinfektionen mit bestimmten Zellveränderungen und Ablagerungen im infizierten Gewebe der Patienten in Verbindung (siehe Kapitel III.1), eine spezifische Diagnostik wurde jedoch erst mit den Methoden der modernen Molekularbiologie möglich.

Für die Diagnostik von Virusinfektionen gibt es zwei grundsätzlich verschiedene Vorgehensweisen:

(1) Bei akuten oder chronisch-persistierenden Infektionen wählt man den direkten Nachweis der Viren. Die Elektronenmikroskopie wird dazu wegen des damit verbundenen technischen Aufwands nur noch in Ausnahmefällen eingesetzt. Sie ermöglicht jedoch eine sehr schnelle Diagnostik. Meist lassen die Größe, der Aufbau und die Feinstruktur der gefundenen Viruspartikel auch die Zuordnung zu bestimmten Virusarten und -typen zu (Abb. 7). In der Regel weist man heute die Erbinformation der Viren oder bestimmte Abschnitte ihrer Genome aus

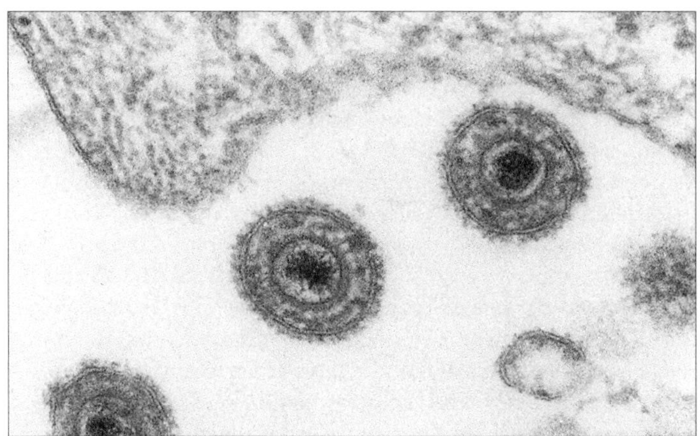

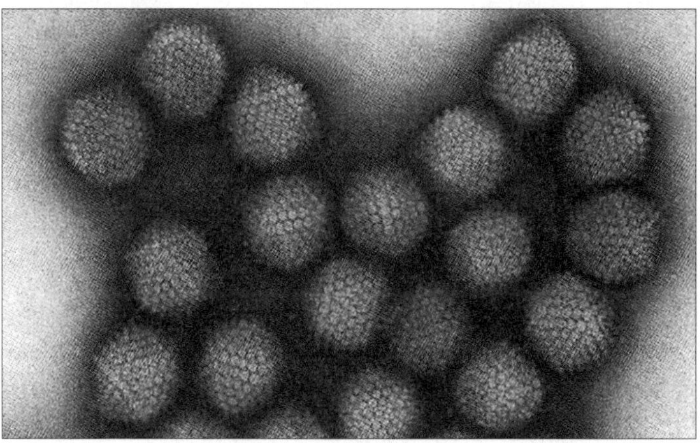

Abb. 7: Elektronenmikroskopische Aufnahmen von Viren. Oben: Herpesviren, die einen komplexen Aufbau besitzen. Ihre Kapside sind von einer Tegumenschicht und einer Hüllmembran umgeben. Unten: Adenoviren. In diesem Fall handelt es sich bei den Viruspartikeln um ikosaedrische Kapside, die nicht von einer Membran umgeben sind. An diesen Beispielen zeigt sich die unterschiedliche Feinstruktur und Größe der verschiedenen Viren. Die elektronenmikroskopischen Aufnahmen wurden von Herrn Dr. Hans Gelderblom, Robert-Koch-Institut, Berlin, zur Verfügung gestellt.

Blut- oder Gewebeproben (Biopsien wie Nasen-/Rachenabstrichen, Hautproben, Urin, Gelenkflüssigkeit etc.) der infizierten Patienten mittels der Polymerase-Kettenreaktion (PCR) nach. Durch diese sehr empfindliche Nachweismethode ist auch eine Diagnostik von latenten Infektionen möglich, bei denen nur geringe Mengen von Virusgenomen, aber keine Viruspartikel oder -proteine in einzelnen Zellen vorhanden sind. Alternativ werden Viruspartikel oder bestimmte Virusproteine (Antigene) in Antigen-ELISA- oder Immunfluoreszenztests nachgewiesen. Diese Teste sind jedoch wesentlich weniger empfindlich. Häufig muss man die Viren in einem ersten Schritt in der Zellkultur anzüchten, um sie in ausreichender Menge für den Nachweis zur Verfügung zu haben.

Insbesondere für den Nachweis von SARS-CoV-2, aber auch für einige andere Infektionen werden Antigen-Schnelltests eingesetzt, die auf ähnlichen Prinzipien wie der Antigen-ELISA beruhen.

(2) Insbesondere bei länger zurückliegenden Virusinfektionen oder zur Bestimmung der Immunität wählt man den indirekten Nachweis durch Charakterisierung der sich im Infektionsverlauf ausbildenden spezifischen Immunantwort des befallenen Organismus. Dazu werden ELISA- *(Enzyme-linked Immunosorbant Assay)* bzw. die sehr ähnlichen CLIA-Tests *(Chemiluminescent Immunoassay)* sowie Immunfluoreszenztests verwendet. Dazu benötigt man gereinigte Partikel oder bestimmte Proteine der nachzuweisenden Viren, die man durch Züchtung der Erreger in der Zellkultur oder durch die gentechnische Expression ausgewählter Virusgene erhält. Findet man im Blut der Patienten IgM-Antikörper gegen jene Proteine, dann weist dies im Allgemeinen auf akute oder nicht lange zurückliegende Infektionen hin, wohingegen Antikörper der Subklasse IgG auf abgelaufene Infektionen schließen lassen.

1. Wie kann man Viren direkt nachweisen?

Bei der *Polymerase-Kettenreaktion* (PCR, *polymerase chain reaction*) weist man nicht den Erreger selbst, sondern ausschließlich die virale Erbinformation nach, indem man sie mittels eines

Amplifikationsverfahrens im Reagenzglas vervielfältigt. Diese äußerst empfindliche Methode ermöglicht den schnellen, hochspezifischen Nachweis geringster Mengen von Virusgenomen oder -transkripten direkt aus dem Untersuchungsmaterial der Patienten. Theoretisch ist ein einziges Virusgenom im Testansatz nachweisbar. Voraussetzung ist die Kenntnis der Basensequenz des nachzuweisenden Virusgenoms.

Um den Nachweis viraler Erbinformation aus doppelsträngiger DNA zu führen, wird diese in einem ersten Schritt durch Erhitzen in Einzelstränge getrennt (Denaturierung; 94 °C). Handelt es sich hingegen um Viren mit einem RNA-Genom, dann überführt man dieses zuerst mittels eines Enzyms der Retroviren, nämlich der Reversen Transkriptase (siehe Kapitel II.4, Abb. 4), in doppelsträngige DNA. Für die Amplifizierung wählt man zwei kurze Abschnitte von etwa 15 bis 20 Basen, die komplementär zu je einem Strang der nachzuweisenden DNA-Doppelstränge sind und einen Abschnitt von 200 bis 400 Basen flankieren. Diese Oligonukleotide lassen sich chemisch produzieren. Sie werden in einem hohen molaren Überschuss zugegeben, lagern sich bei gleichzeitiger Abkühlung an die DNA-Stränge an und bilden kurze Doppelstrangregionen (meist 50–60 °C, Abb. 8, Schritte 1 und 2). Das Reaktionsgemisch enthält als weitere Komponenten die vier Nukleotidtriphosphate dATP, dGTP, dCTP und dTTP und eine hitzestabile DNA-Polymerase – üblicherweise die Taq-Polymerase des thermophilen Bakteriums *Thermus aquaticus*. Dieses Bakterium lebt in heißen Quellen von über 100 °C und verfügt über Enzyme und Proteine, die – im Unterschied zu den Komponenten eukaryotischer Zellen – auch bei hohen Temperaturen aktiv sind. Die an die DNA-Stränge angelagerten Oligonukleotide werden von der Taq-Polymerase als Ausgangsstrukturen für die Polymerisationsreaktion genutzt, mittels derer das Enzym die jeweils komplementären DNA-Sequenzen ansynthetisiert (Elongation; meist bei 72 °C; Abb. 8, Schritt 3). Damit ist der erste Amplifikationszyklus abgeschlossen. Als Folge liegen zwei doppelsträngige DNA-Moleküle im Reaktionsansatz vor, die durch kurzzeitiges Erhitzen im zweiten Zyklus voneinander getrennt werden (Abb. 8, Schritt 4). Während der sich anschließenden Abkühlung lagern sich erneut Oligonukleotide an die Einzelstränge an und dienen als Primer für die Synthese weiterer Doppelstränge. Das ursprüngliche DNA-Molekül ist somit in einer Kettenreaktion zu vier Doppelsträngen amplifiziert worden (Abb. 8, Schritt 5). Man wiederholt diese Schritte beliebig oft und gelangt zu einer logarithmischen Amplifikation der Nukleinsäuremoleküle (2^n; n = Zahl der Zyklen). Nach etwa 30 bis 40 solcher Zyklen ist die lineare Amplifikationsphase erschöpft, und die PCR-Amplifikate können weiter analysiert oder sequenziert werden. Diese Testsysteme wurden während der vergangenen Jahre automatisiert und ermöglichen die quantitative Bestimmung der Viruslast, also die Zahl der Genomkopien im Ausgangsmaterial *(real time-PCR)*.

Bei Infektionen, in deren Verlauf größere Mengen an Viruspartikeln oder -proteinen gebildet und in das Blut und Sekrete wie Speichel oder Urin abgegeben werden, gelingt der direkte Nachweis auch mit Antigen-ELISA-Tests. Für die Etablierung solcher Antigen-ELISA – auch bekannt unter der Bezeichnung *Capture-ELISA-Tests* – benötigt man Antikörper als Reagenzien, die sich spezifisch an die nachzuweisenden Antigene (Viruspartikel oder -proteine) binden (Abb. 9). Die Antikörper erhält man, indem man in Tiere, meist Kaninchen oder Meerschweinchen, gereinigte Präparationen der fraglichen Virusproteine (Antigene) spritzt. Ähnlich wie bei einer Impfung (siehe Kapitel VII) bilden die Tiere mit den jeweiligen Antigenen reagierende Antikörper, die man aus ihrem Blut gewinnt. Besser geeignet sind jedoch *monoklonale Antikörper*, die sich hochspezifisch nur an einen bestimmten Abschnitt (Epitop) eines Virusproteins anlagern. Die Antikörper bindet man an ein Trägermaterial, beispielsweise an sogenannte Mikrotiterplatten, die napfartige Vertiefungen aufweisen und aus

Abb. 8: Prinzip der Polymerase-Kettenreaktion (*polymerase chain reaction*, PCR) zur Vervielfältigung (Amplifikation) von Nukleinsäuremolekülen (Virusgenomen) aus Untersuchungsmaterial. Dargestellt ist die Abfolge der einzelnen Reaktionsschritte (zu den Details siehe auch Beschreibung im Text). Durch mehrfache Wiederholung der Schritte 4 und 5 erhält man eine exponentielle Amplifikation der Ausgangsstränge.

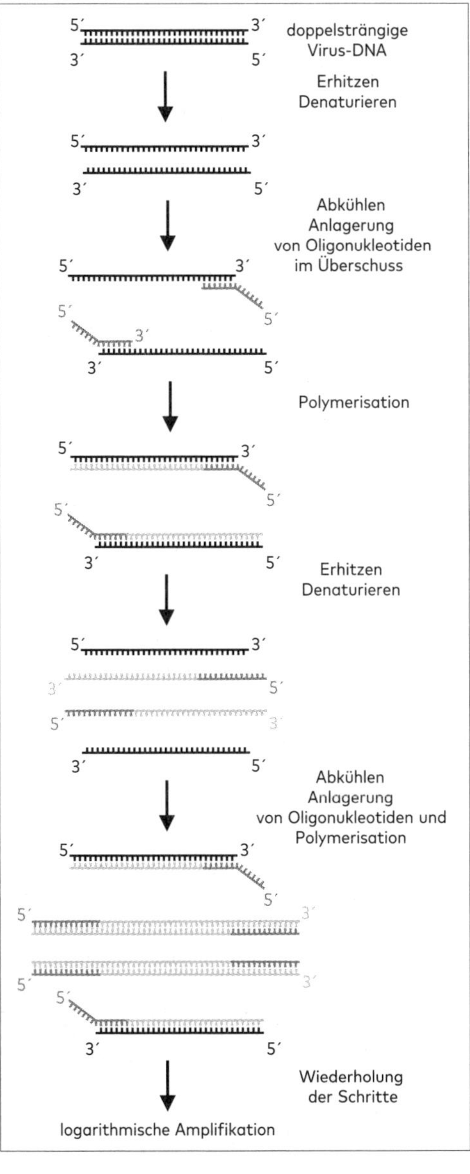
5´ 3´
doppelsträngige Virus-DNA
3´ 5´
Erhitzen
Denaturieren
Abkühlen
Anlagerung
von Oligonukleotiden
im Überschuss
Polymerisation
Erhitzen
Denaturieren
Abkühlen
Anlagerung
von Oligonukleotiden und
Polymerisation
Wiederholung
der Schritte
logarithmische Amplifikation

speziell behandeltem Polystyrol bestehen. In die Vertiefungen pipettiert man Lösungen, die die Antikörper enthalten; diese lagern sich an die Polystyroloberfläche an (Abb. 9, Schritt 1). Danach gibt man in die Vertiefungen das fraglich virushaltige Untersuchungsmaterial des Patienten. Sind darin die entsprechenden Viruskomponenten enthalten, dann binden sie sich an die Antikörper (Abb. 9, Schritt 2). Die so an das Polystyrol der Näpfe fixierten Virus-Antikörper-Komplexe weist man durch die Zugabe weiterer Antikörper nach, die zwar gegen dasselbe Virus gerichtet sind, aber einen anderen Proteinabschnitt erkennen (Abb. 9, Schritt 3). Die Nachweis-Antikörper sind mit einem Enzym vernetzt, beispielsweise der Peroxidase aus dem Meerrettich. Dieses Enzym dient als «Marker» für die «eingefangenen» *(captured)* Viren, weil sich Aktivität der Peroxidase durch Zugabe von Substraten (*o*-Phenylendiamin) durch eine Farbreaktion sichtbar machen lässt, die nur dann auftritt, wenn sich die Erreger an Polystyrol-gekoppelte Antikörper gebunden hatten (Abb. 9, Schritt 4). Durch photometrische Messung der Intensität der Farbreaktion und Standardisierung lassen sich die Virusmengen berechnen, die im Untersuchungsmaterial vorhanden waren.

Antigen-ELISA sind wesentlich weniger empfindlich als die PCR-Tests. Man setzt sie beispielsweise zum Nachweis der Oberflächenproteine HBsAg bei der Hepatitis-B-Virus-Infektion oder der Kapsidproteine bei der akuten HIV-Infektion ein oder – veterinärmedizinisch – zum Nachweis der felinen Leukämieviren im Blut infizierter Katzen sowie der caninen Parvoviren oder bovinen Rota- und Coronaviren im Kot der Tiere. Auf den gleichen Prinzipien beruhen sogenannte Antigen-Schnell- oder Sticktests, mittels derer man Virusproteine durch immunchromatografische Methoden nachweist. Diese Tests werden in human- oder tierärztlichen Einrichtungen vor Ort durchgeführt und dienen im Rahmen der Pandemiebekämpfung auch als Schnelltests zum Nachweis von SARS-CoV-2 in Nasen-/Rachenabstrichen. In diesen Fällen sind die Antikörper nicht an das Polystyrol einer Mikrotiterplatte gebunden, sondern auf Gold- oder farbigen Latexkügelchen (Durchmesser 20 µm) fixiert. Diese mischt man mit dem Untersuchungsmaterial, wobei sich die darin vorhandenen Viruspartí-

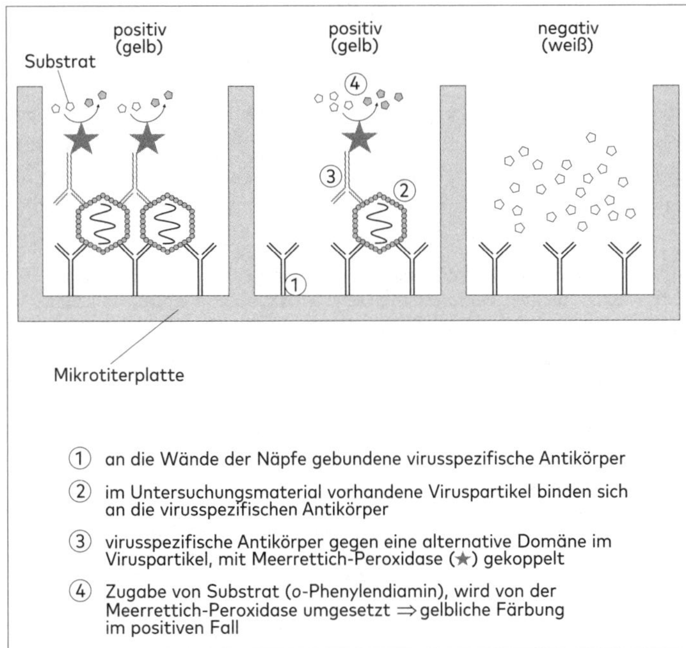

Abb. 9: ELISA-Test zum Nachweis von Viren: Darstellung der einzelnen Reaktionsschritte eines Antigen-Capture-ELISA-Tests (siehe auch Beschreibung des Vorgangs im Text).

kel und/oder Proteine an die Kügelchen binden. In die Lösung wird eine Membran oder ein Stick eingetaucht. Aufgrund von Kapillarkräften beginnen die Kügelchen auf diesem Material zu wandern. Auf den Membranen wiederum sind an einer definierten Position Antikörper fixiert, welche gegen die nachzuweisenden Viren gerichtet sind und die Wanderung der mit Viren komplexierten Kügelchen aufhalten, die daraufhin als dunkle oder farbige Bande sichtbar werden. Kontrollreaktionen durch an die Membran gebundene Reagenzien zur Erkennung der virusfreien Kügelchen komplementieren diese Antigen-Schnelltests (Abb. 10).

Eine weitere Voraussetzung für den direkten Nachweis von Viren mittels Antigen-ELISA oder Schnelltests ist, dass im Ausgangsmaterial entsprechend große Virusmengen (etwa 1 Million pro Milliliter) vorhanden sind. Diese Situation findet man nur gelegentlich und dann überwiegend bei akuten Infektionen. Deswegen ist es meist notwendig, die Viren durch ihre Züchtung in dafür geeigneten Zellkulturen zu vermehren. Auch wenn man bei

Abb. 10: Prinzip des Schnelltests zum Nachweis von Viren in Patientenmaterial. Dieser Test wird zum schnellen Nachweis von Viren in flüssigen Patientenmaterialien, beispielsweise in Serum-, Speichel-/Nasenabstrich- oder Stuhlproben, verwendet. Das Ergebnis erhält man nach 15–30 Minuten. Es handelt sich dabei um Folien oder Sticks, die in verschiedenen Abschnitten (Fenstern) mit Reagenzien beschichtet sind. Im «Probenauftragsfenster» legt man große Mengen von Gold-/Latexkügelchen (Durchmesser 20 µm) vor; diese sind mit IgG-Antikörpern beschichtet, die sich spezifisch an Bestandteile auf der Oberfläche der nachzuweisenden Viren binden. Im «Ergebnisfenster» sind fest (kovalent) Antikörper mit den Folien verbunden, die ebenfalls das nachzuweisende Virus erkennen und mit ihm in Wechselwirkung treten können. Im «Kontrollfenster» befinden sich hingegen Antikörper, die sich an bestimmte Regionen von IgG-Antikörpern binden, es handelt sich also um «Anti-Antikörper».

Testprinzip:

1. Die Folien/Sticks benetzt man im Bereich des Auftragsfensters mit dem Biopsiematerial, z. B. Speichel, und überführt sie in einen Behälter mit Pufferlösung. Enthält der Speichel die fraglichen Viren, so binden sich diese an die IgG-Antikörper der Gold-/Latexkügelchen.
2. Aufgrund der Saugkräfte werden die Kügelchen mit den gebundenen Viren mit der Front der Pufferlösung zum Ergebnisfenster der Folien transportiert; der Transport dieser Virus-beladenen Kügelchen wird durch die hier gebundenen IgG-Antikörper gestoppt. Diese binden sich an die Virusoberfläche, fixieren die Komplexe im Ergebnisfenster: Es bildet sich eine sichtbare, dunkel gefärbte Bande.
3. Aufgrund ihres großen Überschusses im Auftragsfenster werden nicht alle Kügelchen mit Viren komplexiert. Diese «virusfreien» Kügelchen werden im Bereich des Ergebnisfensters nicht aufgehalten, sondern wandern mit der Pufferfront weiter bis zum Kontrollfenster. Ihr Transport wird durch die hier fixierten Anti-IgG-Antikörper gestoppt: Im Kontrollfenster ergibt sich eine weitere dunkel gefärbte Bande. Enthält der zu untersuchende Speichel keine Viren, dann ergibt sich nur eine Bande im Kontrollfenster, wohingegen zwei Banden – im Ergebnis- und im Kontrollfenster – das Vorhandensein von Viren anzeigen.

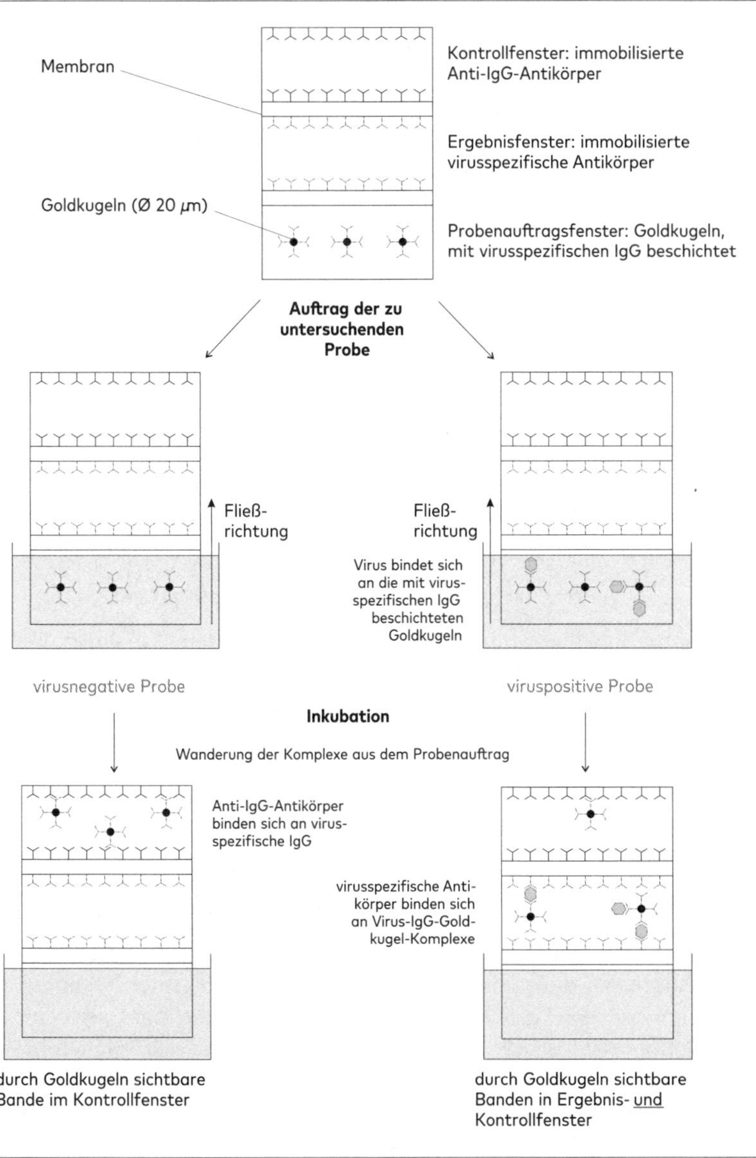
Membran
Kontrollfenster: immobilisierte Anti-IgG-Antikörper
Ergebnisfenster: immobilisierte virusspezifische Antikörper
Goldkugeln (Ø 20 μm)
Probenauftragsfenster: Goldkugeln, mit virusspezifischen IgG beschichtet
Auftrag der zu untersuchenden Probe
Fließ-richtung
Fließ-richtung
Virus bindet sich an die mit virus-spezifischen IgG beschichteten Goldkugeln
virusnegative Probe
viruspositive Probe
Inkubation
Wanderung der Komplexe aus dem Probenauftrag
Anti-IgG-Antikörper binden sich an virus-spezifische IgG
virusspezifische Anti-körper binden sich an Virus-IgG-Gold-kugel-Komplexe
durch Goldkugeln sichtbare Bande im Kontrollfenster
durch Goldkugeln sichtbare Banden in Ergebnis- und Kontrollfenster

der Anzucht oft durch Beobachtung des sich in der Zellkultur ausbildenden zytopathischen Effekts Hinweise auf die Art des fraglichen Virus erhält (Kapitel III.1), müssen sich geeignete Verfahren zur Bestimmung der Erreger mittels Antigen-ELISA anschließen. Alternativ untersucht man die infizierten Zellen auf die Präsenz bestimmter Viren mit Immunfluoreszenztests. Notwendig sind dafür ebenfalls Antikörper, die spezifisch mit bestimmten Proteinen des fraglichen Virus reagieren. An diese koppelt man mit chemischen Methoden fluoreszierende Farbstoffe (beispielsweise Fluorescein-Isothiocyanat). Gibt man diese Antikörper zu den infizierten Zellen und bestrahlt die Mischung mit UV-Licht, dann zeigen sich im positiven Fall bei mikroskopischer Betrachtung im Zytoplasma, im Kern oder an der Membran fluoreszierende, das heißt deutlich leuchtende Bereiche. Die Anzucht der Viren und die sich anschließenden Nachweisverfahren sind sehr zeitaufwändig. Deswegen wird der PCR-Nachweis der Virusgenome gegenüber den Antigen-Testsystemen meist bevorzugt.

2. Wie weist man virusspezifische Antikörper nach?

Viren sind häufig nur für kurze Zeit im Patienten vorhanden. Oft muss daher eine Diagnose indirekt gestellt werden, das heißt durch die Bestimmung der Immunreaktion, die sich während der Infektion gegen die jeweiligen Erreger ausbildet. Üblicherweise weist man dabei im Serum der Patienten Antikörper (Immunglobuline) nach. Antikörper der Subklasse IgM weisen im Allgemeinen auf eine akute oder erst kürzlich erfolgte Infektion hin. Werden dagegen IgG-Antikörper gegen ein bestimmtes Virus nachgewiesen, dann lassen sie auf eine länger zurückliegende, bereits abgelaufene Infektion schließen. Sie bleiben nach einer Infektion meist lebenslang im Blut vorhanden und sind auch ein Anzeichen dafür, dass die jeweilige Person vor einer Neuinfektion mit dem gleichen Erregertyp geschützt ist, dass also eine Immunität vorliegt. Den Immunglobulinen können folglich bestimmte Funktionen zugeordnet werden, so beispielsweise ihre Fähigkeit, das entsprechende Virus zu neutralisieren. Um dies zu testen, mischt man definierte Mengen infektiöser Viren mit den

Antikörpern und gibt diese Suspension zu Zellkulturen. Die Antikörper sind neutralisierend, wenn die *In-vitro*-Infektion gehemmt ist und die Bildung von Nachkommenviren unterbleibt.

Der Nachweis virusspezifischer Antikörper erfolgt üblicherweise durch ELISA-, CLIA- oder Western-Blot-Tests. Die ELISA-Tests unterscheiden sich von denen im vorhergehenden Abschnitt beschriebenen (Kapitel V.1) in einem entscheidenden Punkt: Vorgegeben sind in diesem Fall nicht die Antikörper, die an das Polystyrol der Mikrotiterplatten gebunden werden, sondern das Antigen, also bestimmte Viren oder Virusproteine (Abb. 11, Schritt 1). Diese lagern sich an das Polystyrol der Näpfe an, in welche man die auf das Vorhandensein von Antikörpern zu untersuchenden Patientenseren gibt (Abb. 11, Schritt 2). Der Nachweis der Virusprotein-Antikörperkomplexe, die sich im positiven Fall gebildet haben, erfolgt auch hier mit sekundären Antikörpern, an welche ein Markerenzym, üblicherweise auch hier die Meerrettich-Peroxidase oder ein chemiluminiszierender Farbstoff, gebunden ist. Diese Nachweisantikörper interagieren spezifisch mit dem konstanten Anteil, nämlich dem Fc-Fragment von menschlichen IgM- oder IgG-Antikörpern (Abb. 11, Schritt 3). Gibt man nun das Substrat für die Peroxidase zu, bildet sich im positiven Fall, wenn also Antikörper im Serum des Patienten vorhanden waren, eine gelbe Farbreaktion aus. Bei den CLIA-Systemen misst man die luminiszierende Aktivität. Auf diese Weise lässt sich in Verdünnungsreihen der Seren die Konzentration der spezifischen Antikörper bestimmen.

Der Western-Blot-Test funktioniert prinzipiell ähnlich: Man verwendet als Ausgangsmaterial Präparationen, die mehrere verschiedene Virusproteine enthalten, zum Beispiel von in der Zellkultur gezüchteten Viren, die gewöhnlich mehrere verschiedene Strukturproteine umfassen, oder Aufschlüsse von infizierten Zellen, die verschiedene frühe und späte Virusproteine enthalten. Als Alternative werden heute häufig Aufschlüsse von gentechnisch veränderten Bakterien eingesetzt, die diagnostisch wichtige Virusproteine produzieren. Die verschiedenen Proteinkomponenten des Gemisches trennt man elektrophoretisch in einem Polyacrylamidgel auf und überträgt sie auf geeignete Folien, wel-

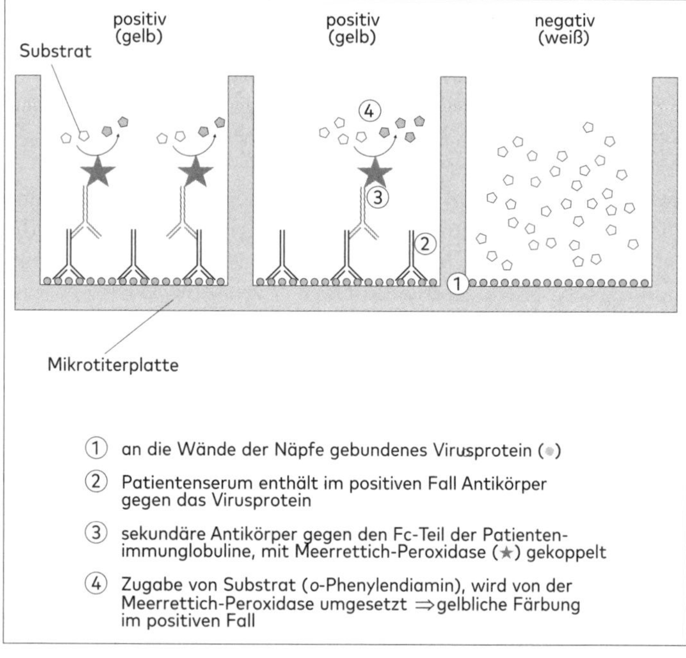

Abb. 11: ELISA-Test zum Nachweis von virusspezifischen Antikörpern (Immunglobulinen): Darstellung der einzelnen Reaktionsschritte eines Antikörper-ELISA-Tests (siehe auch Beschreibung des Vorgangs im Text).

che man mit den zu untersuchenden Patientenseren inkubiert. Im positiven Fall lagern sich die Antikörper spezifisch an die auf der Folie immobilisierten Proteine an, und die Komplexe können – wie oben beschrieben – mit Meerrettich-Peroxidase-gekoppelten sekundären Antikörpern nachgewiesen werden. Nach Zugabe eines Substrats (zum Beispiel Diaminobenzidin) färben sich die Protein-Antikörperkomplexe dunkel und werden somit sichtbar.

Durch die Kombination beider Vorgehensweisen, nämlich durch den direkten Erregernachweis im Patienten und durch die Charakterisierung der im Infektionsverlauf entstehenden Anti-

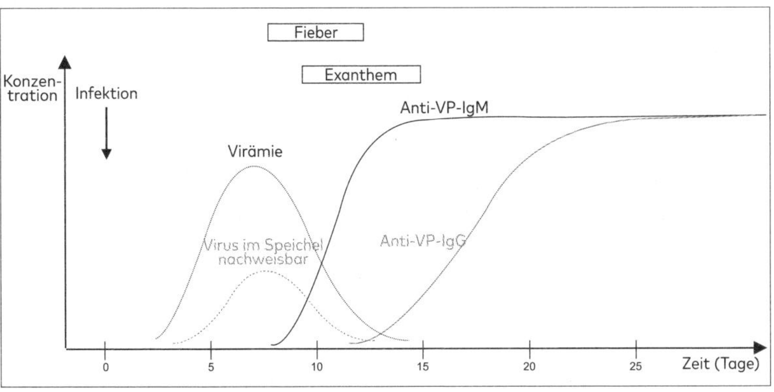

Abb. 12: Verlauf einer Virusinfektion anhand der diagnostisch bestimmbaren Werte im Serum des Patienten am Beispiel einer akuten Parvovirus-B19-Infektion. Zum Zeitpunkt 0 findet der erste Kontakt des Menschen mit dem Virus und damit die Infektion statt. Die Virusmengen im Blut (Virämie) und im Speichel steigen in den Tagen danach kontinuierlich an und erreichen etwa 7 Tage nach der Infektion ihr Maximum und sinken danach wieder ab. Das Virus bzw. seine Erbinformation kann im Serum und im Rachenspülwasser mittels Antigen-Capture-ELISA- und Hämagglutinationstests sowie mittels der PCR nachgewiesen werden. Zugleich mit dem Rückgang der Virusmengen werden die ersten IgM-Antikörper gegen die Strukturproteine VP in ELISA- oder Western-Blot-Tests nachweisbar, und die Symptome der Infektion (Fieber, Hautausschlag, Anämie, Arthritis) treten auf. Im weiteren Verlauf wird das Virus eliminiert und ist in Blut und Speichel nicht mehr nachweisbar, IgG-Antikörper gegen die Strukturproteine des Virus folgen den IgM-Antikörpern und sind etwa 2 Wochen nach der Infektion erstmals im Serum vorhanden. Sie bleiben lebenslang bestehen, wohingegen die IgM-Antikörper wieder abnehmen und bereits 4–6 Wochen nach der Infektion nicht mehr nachgewiesen werden können.

körper, kann man Virusinfektionen diagnostizieren und ihren Verlauf kontrollieren (Abb. 12). Es existieren allerdings kurze Zeitspannen, in welchem man weder Virus noch Antikörper findet, die zu untersuchende Person aber dennoch infiziert ist. Das ist zum einen der Zeitraum direkt nach dem Kontakt mit dem Erreger, also kurz nachdem man infiziert wurde. Für die Auslösung einer Infektion genügt theoretisch die Übertragung von nur einem infektiösen Viruspartikel. Die Erreger finden bereits an der Eintrittspforte die ersten Zielzellen, in welchen sie sich vermehren. Die Nachkommenviren, die dabei gebildet werden, verbreiten sich dann nach und nach in den verschiedenen Organen oder über das Blut im gesamten Körper. Bevor die Erreger allerdings in nachweisbaren Mengen vorhanden sind, können je nach Virustyp einige Tage oder auch Wochen vergehen. In dieser *Inkubationsphase* werden zumeist auch keine Erkrankungsanzeichen beobachtet. Während dieser Zeit ist der Mensch also bereits infiziert, die Viren sind aber noch nicht nachweisbar.

An den ersten Vermehrungsabschnitt der Erreger kann sich eine weitere Phase anschließen, in der man trotz einer Infektion weder Virus noch Antikörper findet. Dieser Abschnitt bereitet insbesondere bei Infektionen mit dem Humanen Immundefizienzvirus (HIV) diagnostische Probleme: Nach anfänglicher, zeitlich begrenzter Vermehrung gehen diese Viren in ein Stadium der Latenz (Ruhephase) über. Die Viren haben ihre Erbinformation in DNA umgeschrieben und diese in das Genom einiger Wirtszellen integriert. Die erste Vermehrungsphase ist also abgeschlossen, infektiöse Viren sind nicht mehr vorhanden, und auch die Zahl der Zellen, die ein integriertes Genom enthalten, ist sehr gering. Zu diesem Zeitpunkt beginnt sich die Immunantwort auszubilden, jedoch sind Antikörper noch nicht in nachweisbaren Mengen vorhanden. Folglich erhält man zu diesem Zeitpunkt kein positives diagnostisches Ergebnis. In den ersten Jahren nach der Entdeckung der Humanen Immundefizienzviren hat dieses Problem dazu geführt, dass einige Blutspenden die Erreger enthielten, obwohl in den Spendern diagnostisch keine Infektion nachweisbar war. Deswegen ist man dazu übergegangen, alle Blutkonserven in eine Art «Quarantäne» zu nehmen und vor der Verwendung für einige Wochen zu lagern. Dann wird der Spender nochmals getestet, und nur wenn dieser zweite Test sich auch als negativ erweist, wird die Blutspende freigegeben und darf an Patienten verabreicht werden.

VI. Wie kann man einer Virusinfektion vorbeugen?

1. Kann man Virusinfektionen vermeiden?

Viren sind als Infektionserreger in der Bevölkerung vorhanden, je nach Virustyp verbreiten sie sich auf unterschiedliche Art und Weise von Mensch zu Mensch (Kapitel II.7). Sie sind nicht in der Lage, Dauerformen auszubilden, die in der Umwelt lange Zeit überdauern können. Auch die hüllmembranlosen und daher relativ stabilen Rota-, Parvo- oder Papillomviren sowie die Hepatitis-A- und Hepatitis-E-Viren sind empfindlich gegenüber Austrocknung und anderen Umweltbedingungen. Sie können daher nur begrenzte Zeit außerhalb ihrer Wirte überleben. Mit der Ausnahme derjenigen Viren, die zoonotisch durch Tierkontakte oder durch Vektoren (Arthropoden, Gliederfüßler) übertragen werden (etwa die Tollwut- oder die Frühsommer-Meningoenzephalitisviren), sind Viren auf *Infektketten* von Mensch zu Mensch angewiesen. Das gilt insbesondere für Virustypen wie die Influenza- oder Enteroviren, die ihre Wirte akut infizieren, dann aber von der sich im Infektionsverlauf entwickelnden Immunantwort des Patienten innerhalb kurzer Zeit aus dem Organismus entfernt werden. Das erstmalige Auftreten dieser Viren muss mit der Verstädterung des Menschen verknüpft gewesen sein. Denn aus kleinen, isoliert lebenden Gruppen würden diese Erreger schnell verschwinden. Spätestens dann, wenn sich alle Mitglieder der Gruppe infiziert und immunologischen Schutz erworben hatten, standen dem Virus keine Wirtsorganismen mehr für weitere Infektionen zur Verfügung. Die meisten dieser humanpathogenen Viren sind daher entwicklungsgeschichtlich relativ jung; denn nur in Gesellschaften mit relativ großer Bevölkerungsdichte konnten und können sie die für ihr Überleben notwendigen Infektketten aufrechterhalten.

Ein anderes Verhalten zeigen dagegen Viren, die eine latente oder persistierende Infektion im Menschen etablieren (Kapitel III.2), etwa die Herpes-, die Hepatitis-B- oder Papillomviren. Sie verbleiben nach der Infektion in bestimmten Körperzellen und werden kontinuierlich oder in immer wiederkehrenden Intervallen ausgeschieden und übertragen. Man zählt sie deshalb zu den phylogenetisch (stammesgeschichtlich) alten, gut an den Menschen angepassten Viren, die auch in kleinen Bevölkerungsgruppen überleben können.

In unserer heute sehr dicht besiedelten Welt, in der die geographischen Regionen und Kontinente aufgrund einer kontinuierlich wachsenden Reiseaktivität immer näher zusammenrücken, kann man den Kontakt mit Viren kaum vermeiden. Nur in seltenen Fällen, bei denen die Erreger an bestimmte Übertragungswege gebunden sind, können hygienische Maßnahmen oder die Beeinflussung von menschlichen Verhaltensmustern dazu beitragen, dass die Ausbreitung in der Bevölkerung verhindert wird. Ein Beispiel sind die Humanen T-Zell-Leukämieviren (HTLV). Diese Retroviren waren vor einigen Jahrzehnten in einigen Ländern (Japan, Karibik) endemisch in der Bevölkerung verbreitet und etablieren eine persistierende Infektion, indem sie ihre Erbinformation in das Genom ihrer Wirte integrieren. Die Übertragung dieser Erreger erfolgt fast ausschließlich über die Milch stillender Mütter auf die Säuglinge. Als man diesen Zusammenhang erkannt hatte, riet man HTLV-positiven Frauen, ihre Kinder nicht zu stillen. Durch diese Maßnahme konnte die Verbreitung dieser Viren und die damit verbundene adulte T-Zell-Leukämie deutlich eingedämmt werden. In der Tiermedizin ist die Keulung eines Tierbestands eine weitverbreitete Maßnahme, um durch die Tötung aller Wirte in einem bestimmten Areal einem Virus die Lebensgrundlage zu entziehen. Diese Vorgehensweise ist beispielsweise bei Ausbrüchen der Vogelgrippe in Geflügelbeständen üblich und wird aktuell auch zur Eindämmung der Afrikanischen Schweinepest bei Haus- und Wildschweinen angewandt.

Jedoch wirken sich Veränderungen von Klima, Lebensstandard, Sozialstruktur und menschlichen Verhaltensmustern, wie sexuelle Promiskuität oder Drogenmissbrauch, aber auch tiermedizinisch relevante Parameter wie Bestandsdichten, Tierverkehr, Tiermärkte oder Tiershows auf die Übertragungshäufigkeit von Infektionserregern aus. Auch die Wanderungen von Bevölkerungsteilen aufgrund von Kriegen, Vertreibung oder Landflucht und die damit verbundenen negativen sozialen Folgen, etwa mangelnde Hygiene und die nachlassende Effektivität von staatlichen Gesundheitsbehörden, können die Ausbreitung von Viren begünstigen. Aus der weltweiten Zunahme des Reiseverkehrs und der fortschreitenden Zerstörung ihrer natürlichen Lebensräume ergeben sich vermehrte Kontakte zu Wildtieren, die bisher unbekannte Erreger in sich tragen und von infizierten Personen in eine – für diese Infektion – naive Bevölkerung eines Landes importiert werden. Während diese Prozesse noch vor wenigen Jahrzehnten lange dauerten, werden Viren heute innerhalb weniger Tage und Wochen weltweit verbreitet. Es ist schwer bis unmöglich, diese Vorgänge kurzfristig zu beeinflussen.

2. Wie wirken Impfungen?

In der heutigen Zeit sind Impfstoffe der einzig sinnvolle Weg zum Schutz der Bevölkerung vor Infektionen. Sie dienen überwiegend der Prävention, das heißt, sie sollen in den immunisierten Personen die Bildung von Abwehrstoffen einleiten, die sie bei Kontakt mit dem jeweiligen Erreger vor der infektionsbedingten Erkrankung schützen. Grundsätzlich lassen sich zwei Typen der Immunisierung unterscheiden:

(1) Die *aktive Immunisierung*. Dabei wird im Organismus eine lang andauernde, schützende Immunantwort hervorgerufen, die im Idealfall aus einer Kombination von neutralisierenden Antikörpern und zytotoxischen T-Zellen besteht. Durch den Impfstoff wird die Infektion im Körper simuliert, das heißt, dem Immunsystem wird die Präsenz eines Virus gleichsam vorgegaukelt. Verwenden kann man dafür entweder Lebend- oder Totimpfstoffe.

(2) Die *passive Immunisierung*. Sie beruht auf der Gabe von Antikörpern (Immunglobulinen), die ein bestimmtes Virus neutralisieren können. Der dadurch hervorgerufene Schutz hält allerdings nur wenige Wochen an. Die passive Immunisierung wird daher nur selten und in speziellen Fällen eingesetzt.

3. Wie funktionieren aktive Impfungen?

Lebendimpfstoffe

Lebendimpfstoffe enthalten vermehrungsfähige Infektionserreger. In der geimpften Person infizieren die Impfviren bestimmte Zellen und bewirken die Synthese von Virusproteinen und -partikeln. Die so gebildeten Komponenten werden vom Immunsystem des Geimpften als «fremd» erkannt, was die Bildung von spezifischen, neutralisierenden Antikörpern und von zytotoxischen T-Zellen einleitet. Neutralisierende Antikörper sind überwiegend gegen virale Oberflächenstrukturen, also gegen die Membran- bzw. Kapsidproteine, gerichtet. Sie können sich an die Viren anlagern, ihre Adsorption und so die Infektion der Zellen verhindern. Die mit den Antikörpern beladenen Viren aktivieren immunologische Abwehrreaktionen des Komplementsystems sowie der Makrophagen, Monocyten und die neutrophilen Granulozyten, welche die Komplexe durch Phagozytose aufnehmen und zerstören.

Im Unterschied hierzu erkennen zytotoxische T-Lymphozyten virusinfizierte Zellen. In diesen werden im Verlauf der Virusvermehrung mehrere virale, das heißt für das Immunsystem «fremde» Proteine produziert. Kurze Abschnitte davon binden sich als Peptide an die MHC-Klasse-I-Antigene (beim Menschen auch unter der Bezeichnung HLA-Klasse I bekannt) und gelangen auf die Oberflächen der infizierten Zellen, die dadurch gleichsam ihr Aussehen verändern. Diese Komplexe aus «Fremd»-Peptid und MHC-Klasse-I-Antigen zeigen den zytotoxischen T-Lymphozyten eine Zelle als virusinfiziert an. Die Erkennung bewirkt, dass die zytotoxischen T-Zellen die infizierten Zellen angreifen und töten; dieser Vorgang führt folglich auch zur Eliminierung der Viren aus dem Organismus. Diese immunologischen Abwehrmaßnahmen – die Bildung neutralisierender Antikörper und zytotoxischer T-Zellen – werden bei Virusinfektionen in immunkompetenten Patienten eingeleitet und bleiben lange erhalten. Sie sind Teil des immunologischen Gedächtnisses und gewähren einen lebenslangen Schutz vor erneuten Infektionen mit dem gleichen Virustyp.

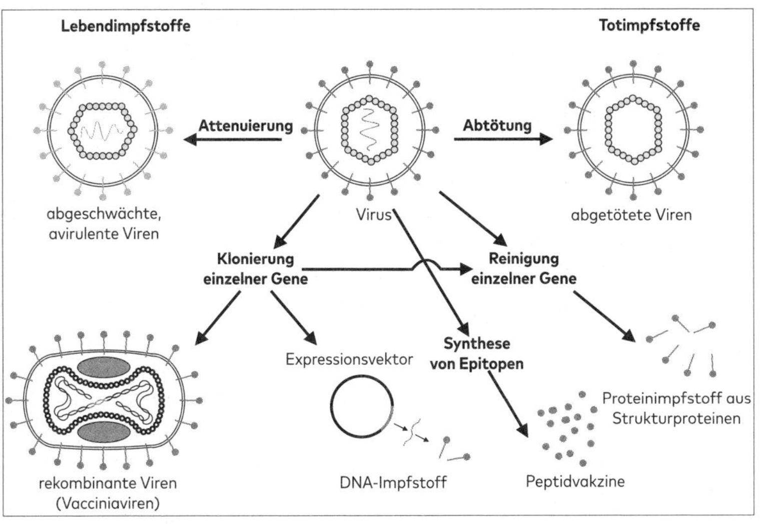

Abb. 13: Übersicht zu den verschiedenen Möglichkeiten zur Entwicklung von Impfstoffen.

Damit ein Lebendimpfstoff immunologische Vorgänge induziert, die einer Infektion ähneln, muss dem Immunsystem ein Prozess simuliert werden, der einer normalen Infektion möglichst gleicht. Ein Hauptunterschied muss jedoch gewährleistet sein: Die Impfung darf keine der Erkrankungen verursachen, die durch die Infektion mit dem Virus, gegen das sich die Impfung richtet, in der Regel ausgelöst wird.

Die meisten der klassischen Impfstoffe, wie beispielsweise die Vakzinen zur Verhinderung der Pockenerkrankung oder der Kinderlähmung, waren Lebendimpfstoffe, sie enthielten *attenuierte (abgeschwächte) Viren*. Das sind gewissermaßen durch Mutation erzeugte Varianten der virulenten, krankheitserzeugenden Viren, die nur eine begrenzte, deutlich abgeschwächte Infektion verursachen können. Bezüglich Aufbau, Proteinzusammensetzung und Infektionsverhalten sollten die attenuierten Impfviren ihren virulenten Verwandten, den Wildtypviren, jedoch möglichst ähnlich sein (Abb. 13). Dadurch, dass während der abgeschwächten Infektion in den Körperzellen Virusproteine und -partikel produziert werden, wird vom Immunsystem die Bildung von neutralisierenden Antikörpern und zytotoxischen T-Zellen eingeleitet. Die molekulare Basis der Attenuierung sind Mutationen im Genom der virulenten Wildtypviren, die eines oder auch mehrere Gene betreffen.

Eine Möglichkeit, attenuierte Virusstämme zu erhalten, ist die kontinuierliche Züchtung der Wildtypviren in der Zellkultur (siehe Kapitel II.8). Auf diese Weise kann man Varianten selektieren, die an die Zellkulturbedingungen optimal angepasst sind. Diese Varianten verlieren jedoch dabei gelegentlich ihre Virulenz, das heißt, ihre Infektionen sind nicht mehr mit Krankheitsanzeichen verbunden. Diese Vorgehensweise ermöglichte die Isolierung von abgeschwächten Polio-, Gelbfieber- oder Masernviren, die im Menschen keine der Erkrankungen mehr verursachen, wie man sie von den virulenten Erregern kennt (Tabelle 4). Auch bei Viren, welche die Speziesbarriere überschreiten und beispielsweise von Tieren auf Menschen übertragen werden, nehmen Infektionen in den nicht natürlichen Wirten gelegentlich einen abgeschwächten Charakter an: So riefen die tierpathogenen Vacciniaviren, die man ursprünglich zur Ausbildung einer schützenden Immunantwort zur Verhinderung der Pockenerkrankung einsetzte, beim Menschen Infektionen hervor, die nur in seltenen Fällen mit Erkrankungen verbunden waren oder gar tödlich verliefen.

Impfungen mit attenuierten Viren verleihen meist einen sehr guten, lang anhaltenden Impfschutz. Wiederholungsimpfungen, die dazu dienen, das Immunsystem gleichsam daran zu erinnern, die ursprünglich ausgebildeten Abwehrreaktionen aufrechtzuerhalten, müssen nicht oder nur in relativ langen Zeitabständen von etwa zehn Jahren vorgenommen werden. Abgeschwächte Impfviren darf man jedoch nur bei immunologisch gesunden Personen einsetzen. Bei immundefizienten oder immunsupprimierten Patienten können die Impfviren unter Umständen symptomatische Infektionen und Erkrankungen auslösen. Auch bergen attenuierte Viren das Risiko, dass sie im Verlauf der abgeschwächten Infektion – also während der Impfung – zum Wildtyperreger zurückmutieren können. Deswegen achtet man heute streng darauf, dass die Abschwächung der Virulenz auf möglichst mehreren, voneinander unabhängigen Veränderungen im Genom beruht, so dass eine Rückmutation zum krankheitserzeugenden Wildtypvirus im Grunde ausgeschlossen ist.

Neben den attenuierten Viren stellen *rekombinante Viren* eine Alternative für die Entwicklung von Lebendimpfstoffen dar (Abb. 13). Man verwendet dafür gut erforschte, wenig pathogene Viren (beispielsweise das Vesicular-Stomatitis-Virus oder bestimmte Adenoviren) oder bereits erfolgreich eingesetzte Impfviren (Vaccinia- oder Gelbfieberimpfviren) als «Vektorvirus». Sie werden mit gentechnologischen Methoden so verändert, dass sie außer für ihre eigenen zur Infektion und Replikation nötigen Genprodukte auch für Proteine anderer Viren kodieren, beispielsweise für das Oberflächenprotein S des SARS-CoV-2. Diese für die Vektorviren unspezifischen «Fremd»-Gene werden nach der Inokulation im Verlauf der Infektion im Organismus zusammen mit den Genen des Vektorvirus exprimiert. Dies induziert eine Immunantwort sowohl gegen die Komponenten der Vaccinia-, Vesicular-Stomatitis- oder Adenoviren als auch gegen die «fremden» Proteine. Die rekombinanten, replikationsfähigen Viren bieten alle Vorteile einer Lebendimpfung und bewirken sowohl eine Antikörper- wie auch eine zellvermittelte Immunantwort. Rekombinante Adenovirusimpfstoffe wurden erstmals im Januar 2021 in der EU für die Anwendung in Menschen zugelassen. Sie basieren auf Schimpansen-Adenoviren, die von humanen Zellen zwar aufgenommen werden, sich aber in diesen nicht vermehren können und daher für Menschen nicht pathogen sind. In das Genom der Adenoviren wurde das Gen integriert, das für das S-Protein des SARS-CoV-2 kodiert. Auch der 2019 in den USA und einigen weiteren Ländern für den Einsatz bei Menschen zugelassene Impfstoff zum Schutz vor Denguevirusinfektionen basiert auf rekombinanten Viren. Man verwendete die attenuierten Impfstämme des Gelbfiebervirus und ersetzte das Membranprotein des Gelbfiebervirus durch das entsprechende Protein der Dengueviren.

Neu sind auch die mRNA-Impfstoffe, die ebenfalls eine Art

der Lebendimpfstoffe darstellen. In diesem Fall wird die mRNA, welche die Information für ein virales Oberflächenprotein enthält, *in vitro* von einem rekombinanten Vektorsystem transkribiert und gereinigt. Die mRNA wird in lipidhaltige Nanopartikel verpackt. Diese Substanzen werden in den Muskel gespritzt, von Zellen aufgenommen und im Zytoplasma in die jeweiligen Proteine übersetzt. Diese werden als «fremd» erkannt und bewirken die Ausbildung von spezifischen Immunreaktionen. Diese Methode wurde für die Entwicklung von Impfstoffen gegen COVID-19 genutzt, die in Deutschland im Dezember 2020 für die Anwendung in Menschen zugelassen wurden.

Neben den mRNA-Impfstoffen stellen die DNA-Vakzinen heute eine zukunftsweisende Entwicklung dar. Auch sie beruhen auf ausgewählten Genen eines Erregers, die für die Synthese von immunologisch wichtigen Proteinen verantwortlich sind. Diese Gene werden mittels gentechnischer Methoden zusammen mit den notwenigen Signalen für die Kontrolle ihrer Expression in einen geeigneten Vektor eingebracht. Bei Expression der entsprechenden Gene kann der Organismus mit der Bildung sowohl von Antikörpern gegen die produzierten Proteine wie auch von zytotoxischen T-Zellen reagieren. Bisher ist nur ein DNA-Impfstoff entwickelt worden, der in Kanada für die Anwendung in Fischen zugelassen wurde. Er schützt Lachse vor Infektionen mit dem Virus der infektiösen hämatopoietischen Nekrose der Salmoniden. Ob DNA-Vakzinen auch für die Anwendung im Menschen geeignet sind, ist noch ungewiss.

Totimpfstoffe

Totimpfstoffe können sich – wie der Name sagt – im geimpften Organismus nicht vermehren. Da durch sie keine aktive Proteinsynthese eingeleitet wird, unterbleibt bei ihrem Einsatz meist die Bildung der zytotoxischen T-Zellen, und die immunologischen Abwehrreaktionen beschränken sich auf die Produktion von neutralisierenden Antikörpern. Werden Totimpfstoffe eingesetzt, dann muss man zur Erhaltung des Immunschutzes in relativ kurzen zeitlichen Abständen Wiederholungen der Impfung vornehmen, auch müssen sie zur Steigerung der Immunantwort zusammen mit Adjuvanzien verabreicht werden; üblicherweise wird bei Anwendungen im Menschen hierfür Aluminiumhydroxid oder α-Tocopherol (Vitamin E) verwendet. Diese Stoffe locken eine Reihe immunologisch wichtiger Zellen – wie Makrophagen, Monozyten, B- und T-Lymphozyten – an die Inokulationsstelle, an die der Impfstoff gespritzt wurde.

Die einfachste Methode zur Herstellung eines Totimpfstoffes ist die Abtötung der Wildtypviren, die man in geeigneten Zellkulturen gezüchtet hat. Heute verwendet man hierzu außer alkoholischen oder aldehydischen Agentien auch β-Propiolacton. Da bei vielen Viren bereits die Genome selbst infektiös sind und – falls sie in Zellen hineingelangen – die Bildung von Nachkommenviren bewirken können, müssen zur Zerstörung der vollständigen Infektiosität Verfahren eingesetzt werden, die zum Abbau oder zur Inaktivierung der Nukleinsäuren führen. Wichtig ist aber, dass trotz der vollständigen Abtötung der Viren die Proteinkomponenten nicht so weit denaturiert werden, dass sie ihre ursprüngliche Konfiguration verlieren und den aktiven Wildtypviren nicht mehr ähnlich sind. Derart abgetötete Viruspräparationen sind die Grundlage für die heute gebräuchlichen Impfstoffe gegen Infektionen mit Influenza-, Hepatitis-A- oder den Frühsommer-Meningoencephalitisviren (Tab. 4).

Relativ neu sind Impfstoffe, die ausschließlich auf einer ausgewählten Proteinkomponente des Virus beruhen. Für die Entwicklung dieser Vakzinen muss man sehr genau wissen, gegen welche Virusproteine das Immunsystem mit der Bildung von neutralisierenden Antikörpern reagiert. In der Regel sind es die Oberflächenproteine der Viren, die für die Induktion einer schützenden Immunantwort wichtig sind. Hat man ein solches Protein gefunden, so kann man das für seine Synthese verantwortliche Gen mittels gentechnischer Methoden in einen Expressionsvektor klonieren. Diesen bringt man in nichtpathogene Bakterien oder Hefestämme ein – üblicherweise verwendet man hierfür *E. coli* oder *Saccharomyces cerevisiae*; alternativ erfolgt die Expression in Insektenzellen. In diesen gentechnisch veränderten Organismen wird das jeweilige Virusprotein produziert. Nach seiner Reinigung kann es zusammen mit einem geeigneten Adjuvans als Totimpfstoff verabreicht werden. Von besonderem Vorteil ist es, wenn die ausgewählten Proteine nicht einzeln in Lösung vorliegen, sondern sich zu Partikeln zusammenfügen können. Ein Beispiel hierfür sind die Oberflächenproteine HBsAg des Hepatitis-B-Virus, die sich selbst zu Partikeln zusammenlagern, die kein Genom besitzen und daher nicht infektiös sind (Kapitel III.2). Eine derartige Partikelbildung erfolgt auch, wenn man HBsAg gentechnisch in Hefe- oder anderen eukaryotischen Zellen produziert. Die sich dabei ausbildenden HBsAg-Partikel lassen sich weitgehend ohne Adjuvans als Impfstoff verwenden und leiten die Bildung neutralisierender Antikörper bzw. zytotoxischer T-Zellen ein, die Schutz vor der Infektion mit dem Hepatitis-B-Virus vermitteln. Dieser erste gentechnisch produzierte Impfstoff ist in Deutschland seit Anfang der achtziger Jahre zur Anwendung im Menschen zugelassen und wird heute weltweit nicht nur zum Schutz vor den Infektionen mit den Hepatitis-B-Viren, sondern auch zur Verhinderung der Leberkarzinome eingesetzt, die mit dieser Erkrankung verbunden sind. Die vor Papillomaviren und somit auch vor Zervixkarzinomen schützenden Vakzinen basieren ebenfalls auf virusähnlichen Partikeln, die aus den Kapsidproteinen dieser Erreger bestehen.

Abbildung 13 gibt einen Überblick über die verschiedenen Möglichkeiten der aktiven Immunisierung durch Lebend- und Totimpfstoffe.

4. Wann sind Immunisierungen möglich und sinnvoll?

Die passive Immunisierung beruht auf der Gabe von Antikörpern, die ein bestimmtes Virus neutralisieren können. Sie wird nur in besonderen Fällen angewandt. Hierzu zählt, wenn man aktuell Kontakt mit einem bestimmten Virus gehabt hat. So werden Immunglobulinpräparate verabreicht, wenn Personen von Tieren gebissen wurden, die möglicherweise mit dem Tollwutvirus infiziert sind. Bei rechtzeitiger Verabreichung können die Antikörper das an der Bissstelle vorhandene Virus neutralisieren und seine Ausbreitung im Körper verhindern. Zeitgleich mit der

Tabelle 4: In Deutschland zugelassene Impfstoffe zur Verhinderung von Virusinfektionen beim Menschen

Lebendimpfstoffe attenuierte Viren	rekombinante Viren	Totimpfstoffe abgetötete Viren	Proteinkomponenten
Gelbfiebervirus	SARS-CoV-2*	FSME-Virus	Hepatitis-B-Virus
Masernvirus	Dengueviren	Hepatitis-A-Virus	Papillomaviren
Mumpsvirus		Influenzaviren	
Rotaviren		Japanisches Enzephalitis-Virus	
Rötelnvirus		Poliovirus	
Varicella-Zoster-Virus		Tollwutvirus	

* Rekombinante Adenoviren, mRNA-Impfstoffe

passiven Immunisierung nimmt man eine aktive Impfung vor, die in diesem Fall auf Zubereitungen von *in vitro* gezüchteten, abgetöteten Tollwutviren basiert. Ein anderes Beispiel ist die Gabe von Hepatitis-B-Virus-spezifischen Antikörpern bei Kontakt mit Blut von Personen, die eine akute oder chronisch-persistierende Infektion mit diesem Virus und daher hohe Konzentrationen des Erregers im Blut haben. Solche Unfälle ereignen sich vor allem durch Nadelstichverletzungen bei medizinischem Personal. Da die Spanne zwischen dem Kontakt mit dem Virus und seiner Ausbreitung im Organismus jedoch oft sehr kurz ist, beschränkt sich die passive Immunisierung auf einen Zeitraum kurz nach der Exposition mit dem Erreger.

Mit der Gabe von Immunglobulinpräparaten ist aber auch eine sogenannte *Expositionsprophylaxe* möglich, also in Situationen, in denen man den Kontakt mit bestimmten Viren einkalkuliert und voraussieht. Man nimmt sie beispielsweise bei kurzfristig geplanten Reisen in die Dritte Welt vor, wenn das Risiko des Kontakts mit Erregern in den nächsten Wochen nicht auszuschließen und eine aktive Impfung aus zeitlichen Gründen nicht mehr möglich ist. Der Schutz der Antikörperpräparate dauert jedoch nur wenige Wochen an, da die Immunglobuline im Organismus schnell abgebaut werden.

5. Welche Impfungen machten beim Menschen Geschichte?

Durch den Einsatz von Impfstoffen haben viele der durch Viren verursachten Infektionserkrankungen ihren Schrecken verloren. Im Fall der durch das Variola-Virus verursachten Pockenerkrankung führten die weltweit vorgenommenen Impfungen sogar zur Ausrottung des Erregers (Kapitel II.7). Die ursprünglich von Edward Jenner in England gegen Ende des 18. Jahrhunderts entwickelte Impfung mit dem Vacciniavirus wurde ab 1958 in einem weltweit angelegten Impfprogramm der WHO (World Health Organisation) durchgeführt. Das Ziel, die Erde vom Variola-Virus zu befreien, wurde 1977 erreicht. Zwei Jahre später wurden die Pocken für ausgerottet erklärt, die Impfung wurde eingestellt und ist seitdem nicht mehr gesetzlich vorgeschrieben. Danach hat sich die WHO mit einer neuerlichen weltweiten Impfkampagne die Ausrottung des Poliovirus zum Ziel gesetzt. Heute werden Infektionen mit Poliovirus Typ 1 nur noch in Afghanistan und Pakistan registriert, die Typen 2 und 3 der Polioviren gelten als weltweit eradiziert.

Ähnliche Ziele hat man sich hinsichtlich der Ausrottung der Infektionen mit dem Hepatitis-B-Virus gesetzt. Dieses Virus infiziert nur Menschen, Tiere werden von ihm nicht befallen. Es ist daher besonders gut für ein weltweites Impfprogramm geeignet. Auch in diesem Fall versucht man, in allen Kleinkindern einen immunologischen Schutz vor der Infektion hervorzurufen. In einigen Ländern Südostasiens ist ein hoher Prozentsatz der Bevölkerung chronisch mit dem Hepatitis-B-Virus infiziert, weswegen auch das primäre Leberzellkarzinom sehr häufig auftritt. Dort hat die ab 1980 bei allen Neugeborenen vorgenommene Impfung zu einem ersten deutlichen Rückgang der an Leberkrebs erkrankten Personen geführt.

Trotz dieser eindeutigen Impferfolge zur Verhinderung von

Viruserkrankungen hat sich insbesondere in Europa eine immer stärker werdende Impfmüdigkeit in der Bevölkerung breitgemacht. Viele Eltern lassen ihre Kinder nicht mehr gegen Erkrankungen wie Poliomyelitis, Masern, Mumps, Röteln oder andere impfen. Auch wenn die Tatsache, dass im Herbst 2021 – also gerade einmal neun Monate nach Zulassung der ersten Vakzine – bereits fast 70 Prozent der Bevölkerung in Deutschland gegen COVID-19 geimpft sind, als Erfolg zu werten ist – ein nicht zu unterschätzender Teil lehnt die Impfung aus grundsätzlichen, teilweise schwer nachvollziehbaren Überlegungen ab und bleibt auch ungeschützt. Diese kritische Einstellung gegenüber Impfungen erweist sich insbesondere beim pandemischen Auftreten von neuen Virusinfektionen als sehr gefährlich, weil sich diese in einer völlig ungeschützten Bevölkerung rasant verbreiten. Die SARS-CoV-2-Infektion der Jahre 2020/21 hat exemplarisch aufgezeigt, dass sich solche Infektionen in großer Schnelligkeit zu einem weltweiten Problem nicht nur für die Gesundheit der Bevölkerung, sondern auch für viele Aspekte des Wirtschafts- und Soziallebens entwickeln kann.

VII. Kann man eine Virusinfektion therapieren?

1. Warum ist die Therapie von Virusinfektionen schwierig?

Wie schon in den vorangehenden Kapiteln erwähnt, verfügen Viren als obligate Zellparasiten über keinen eigenen Stoffwechsel – darin unterscheiden sie sich grundlegend von Bakterien, Pilzen und anderen einzelligen Infektionserregern. Bakterien und auch alle Eukaryoten sind im Unterschied zu Viren gleichsam autonom. Charakteristisch ist eine für sie bestimmte Art und Weise, in der sie Synthese- oder Stoffwechselschritte vollziehen. Das ermöglicht einen gezielten Eingriff in viele dieser Prozesse mittels Substanzen, die selektiv nur die bakteriellen Komponenten angreifen. Deswegen existieren für die Therapie von bakteriellen Infektionen viele selektiv wirkende Antibiotika. Viren vermehren sich als obligate Parasiten nur in lebenden Zellen, sie müssen dafür viele funktionelle Aktivitäten ihrer Wirte verwenden (Kapitel II). Antiviral wirkende Substanzen müssen deswegen möglichst selektiv auf bestimmte Virusfunktionen zielen, ohne dass sie dabei zelluläre Prozesse beeinflussen und zelltoxisch wirken. Der chemotherapeutische Index definiert das Verhältnis zwischen der Konzentration einer Substanz, die für die Hemmung der Virusvermehrung nötig ist, und der Konzentration, ab der eine zelltoxische Wirkung beobachtet wird; er sollte möglichst hoch sein. Außer den pharmakokinetischen Eigenschaften und den molekularen Wirkmechanismen eines Chemotherapeutikums müssen vor seiner Anwendung im Menschen Daten zur Resorption (Art der Aufnahme durch die Körperzellen), Bioverfügbarkeit (Verteilung im Organismus), Halbwertszeit, Ausscheidungsrate und nicht zuletzt auch seine Nebenwirkungen auf den Organismus bekannt sein.

Zuerst versuchte man, tumorhemmende Substanzen wie beispielsweise Ioddesoxyuridin oder Cytosinarabinosid zur Therapie von Virusinfektionen einzusetzen. Mit fortschreitendem Wissen über die Molekularbiologie der Zelle und der Viren wurde diese empirisch geprägte Vorgehensweise von Ansätzen abgelöst, die gezielt die Virusvermehrung zu stören.

Die erste dieser antiviral wirkenden Substanzen war das 1977 von Gertrude Elion entwickelte Acycloguanosin, das die Therapie von verschiedenen Herpesvirusinfektionen ermöglichte und bis heute erfolgreich zur Behandlung von Herpesvirusinfektionen eingesetzt wird. Es handelt sich dabei um ein sogenanntes Nukleosid- oder Basenanalog, da es den Bausteinen zur DNA-Synthese, in diesem Fall dem Guanosin, ähnelt (Abb. 14). Basenanaloga konkurrieren in der infizierten Zelle mit den natürlichen Nukleotiden, binden sich an die aktiven Zentren der DNA-Polymerasen und hemmen hierdurch die Enzyme oder werden in die wachsenden Nukleinsäurestränge eingebaut. Infolgedessen bewirken sie während der Genomreplikation Abbrüche in den wachsenden DNA-Strängen. Acycloguanosin, auch als Aciclovir (Handelsname: Zovirax) bekannt, ist ein Abkömmling der Base Guanosin. Der Zuckerrest – in den natürlichen Nukleotidbausteinen der DNA eine Deoxyribose – ist jedoch unvollständig, das heißt acyclisch. Herpes-simplex- und Varicella-Zoster-Viren besitzen in ihrer Erbinformation Gene, die für Enzyme des Nukleotidstoffwechsels kodieren. In den infizierten Zellen nutzen sie diese Aktivitäten zur Synthese der DNA-Bausteine. Hierzu zählen sogenannte Thymidinkinasen; sie haben die Aufgabe, das Nukleosid Thymidin zu phosphorylieren. Diese viralen Enzyme verwenden aber auch das Acycloguanosin als Substrat und phosphorylieren es (Abb. 14, Schritt 1). Das entstandene Produkt wird von zellulären Enzymen mit weiteren Phosphatgruppen versehen und gleicht nun einem dGTP (Abb. 14, Schritt 2). Dieses Acycloguanosin-Triphosphat dient der DNA-Polymerase der Herpesviren als Substrat und wird in neu gebildete DNA-Stränge der Virusgenome eingebaut (Abb. 13, Schritt 3). Wegen des unvollständigen (azyklischen) Deoxyribose-Anteils bricht die Neusynthese der DNA ab, die virale Genomreplikation stoppt. Zelluläre DNA-Polymerasen verwenden das Acycloguanosin-Triphosphat nicht als Substrat. Deshalb wird es nur sehr selten bei der Duplikation des Zellgenoms in die wachsenden DNA-Stränge eingebaut. Zusätzlich garantiert die spezifische Aktivierung des Acycloguanosin mittels der Phosphorylierung durch die virale Thymindinkinase, dass die Substanz ausschließlich in Zellen wirksam ist, die von Herpes-simplex- oder Varicella-Zoster-Viren infiziert sind.

Inzwischen erlauben die neuen molekulargenetischen Methoden zur Sequenzierung der viralen Erbinformation und zur Strukturaufklärung viruskodierter Enzyme und Proteine, die Angriffspunkte antiviraler Substanzen gezielt zu analysieren und sogenannte Designer Drugs zu entwickeln. Deswegen stehen seit einigen Jahren etliche neue antiviral wirkende Therapeutika zur Verfügung, die zur Therapie von Aids, Hepatitis B und C, Virusgrippe sowie von verschiedenen Herpesvirusinfektionen eingesetzt werden. Für viele Viruserkrankungen gilt das jedoch auch heute noch nicht.

2. Welche Vermehrungsschritte versucht man zu hemmen?

Da zelluläre Prozesse von den antiviral wirkenden Medikamenten möglichst wenig beeinflusst werden dürfen – die Körperzellen würden sonst stark geschädigt und die Nebenwirkungen das akzeptable Maß überschreiten –, sind Viren nur angreifbar, wenn sie für ihre Vermehrung eigene, das heißt viruskodierte Enzyme verwenden. Da Viren für die Vorgänge bei der Vervielfältigung ihrer Erbinformation spezielle Enzymfunktionen benötigen (siehe

Abb. 14: Wirkungsweise von Acycloguanosin, einem Basenanalogon des Guanosin, das zur Behandlung von Infektionen durch Herpesviren eingesetzt wird. Die Zuckereinheit des Acycloguanosin ist unvollständig (fett dargestellt). Das Acycloguanosin wird nach seiner Aufnahme durch die infizierten Zellen von der herpesviralen Thymidinkinase phosphoryliert (Schritt 1, Aktivierung). Das Anfügen weiterer Phosphatreste erfolgt durch zelluläre Kinasen, es entsteht das Acycloguanosin-Triphosphat (Schritt 2). Dieses wird bei der Neusynthese von Herpesvirus-Genomen von der herpesviralen DNA-Polymerase in die wachsenden DNA-Stränge eingebaut (Schritt 3). Es kommt wegen der unvollständigen Zuckereinheit zum Abbruch der Replikation und somit der Infektion.

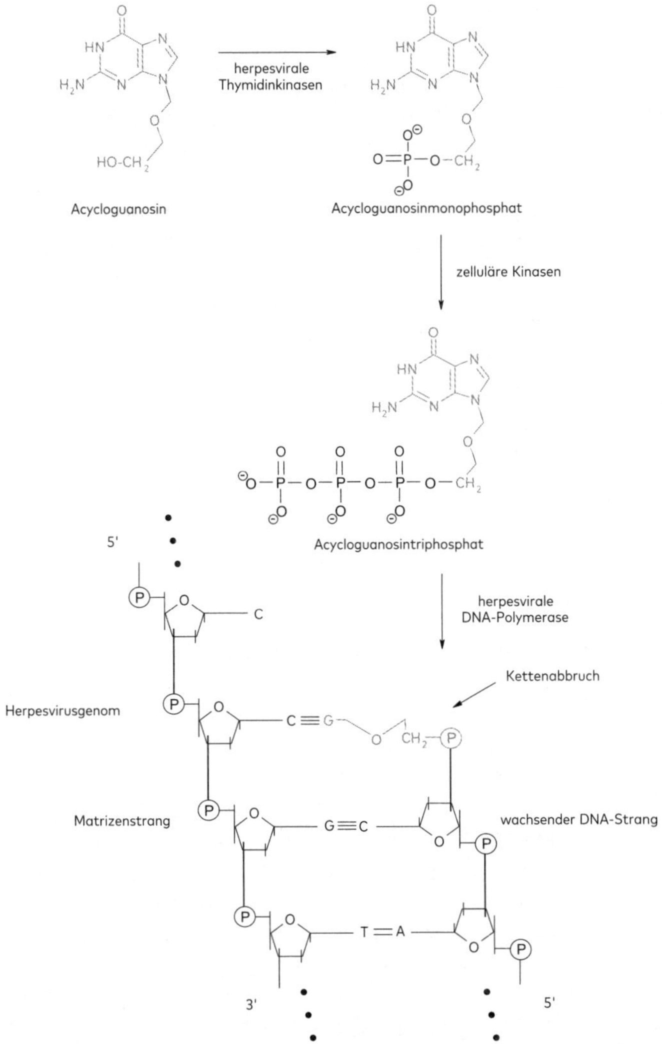

herpesvirale
Thymidinkinasen
Acycloguanosin
Acycloguanosinmonophosphat
zelluläre Kinasen
Acycloguanosintriphosphat
herpesvirale
DNA-Polymerase
Kettenabbruch
Herpesvirusgenom
Matrizenstrang
wachsender DNA-Strang
5'
3'
5'

auch Kapitel II.4), hemmen viele der heute verfügbaren Chemotherapeutika die virale Genomreplikation. Verwenden Viren hierfür eigene Polymerasen oder andere im Nukleinsäurestoffwechsel aktive Enzyme (wie beispielsweise die Thymidinkinasen der Herpesviren), dann unterscheiden sich diese meist von den zellulären Enzymen, was eine gezielte Hemmung ermöglicht. Virale Proteasen, die zum Beispiel bei den Flaviviren (zu diesen zählt auch das Hepatitis-C-Virus) Vorläuferproteine spalten oder – wie bei den Retroviren – eine wichtige Funktion bei der Bildung infektiöser Virionen haben, sind ebenfalls geeignete Zielstrukturen für antivirale Therapeutika. Möglich ist auch die Hemmung virusspezifscher Prozesse wie Adsorption, Uncoating, Morphogenese oder Freisetzung der Virionen aus der Zelle. Zusätzlich hat man heute auch Substanzen zur Hemmung weiterer Schritte der Virusvermehrung zur Verfügung, die beispielsweise gezielt die Funktion des Terminasekomplexes der Herpesviren blockieren (Tab. 5).

3. Welche Virusinfektionen werden mit Chemotherapeutika behandelt?

Grundsätzlich möchte man alle lebensbedrohenden oder mit schweren Folgen verbundenen Viruserkrankungen therapieren, die sich durch eine Impfung nicht verhindern lassen. Dabei handelt es sich oft um persistierende oder latente Virusinfektionen, die bei immunsupprimierten Patienten, beispielsweise bei Organ- oder Knochenmarktransplantationen, reaktiviert und immunologisch nicht kontrolliert werden. Die meisten Chemotherapeutika sind für die Behandlung von Infektionen durch die Humanen Immundefizienzviren (HIV), Herpesviren, Influenzaviren, Hepatitis-B- und Hepatitis-C-Viren zugelassen. Von den heute verfügbaren antiviralen Hemmstoffen werden aber nur die sich aktiv replizierenden Viren getroffen. Verbleibt die Erbinformation im latenten Zustand als Episom – wie bei den Herpesviren – oder integriert in das Wirtszellgenom (Humane Immundefizienzviren) in einem Teil der Körperzellen, dann wird sie in ihrer Existenz von den verfügbaren Chemotherapuetika nicht beeinflusst. Eine wirkliche «Heilung», also auch die Ausrottung der latenten Viren bzw. der Virusgenome, ist daher nicht möglich. Außer für die Behandlung von Erkrankungen, die durch Herpes- und Retroviren verursacht werden, stehen antivirale Substanzen auch für die Therapie schwerer Infektionsformen mit den Respiratorischen Syncytialviren bei Kleinkindern (Lungenentzündungen), den Ebola- und Lassaviren (hämorrhagisches Fieber) und Papillomviren (Kondylome) zur Verfügung (Tab. 5). Zudem stehen erste antiviral wirkende Medikamente zur Behandlung von COVID-19 im Herbst 2021 kurz vor der Zulassung.

Eine unerlässliche Voraussetzung für eine erfolgreiche antivirale Chemotherapie ist die präzise Kenntnis des Erregers. Die entsprechende Diagnose mit Nachweis der Viren muss nicht nur möglichst früh im Infektionsverlauf gestellt werden, sie muss auch schnell und genau erfolgen. Um während der Therapie die Viruskonzentration im Blut regelmäßig zu kontrollieren, setzt man heute in der Regel die sehr empfindliche Methode der Polymerase-Kettenreaktion ein, mittels derer die Virusgenomsequenzen vervielfältigt und daher auch einige wenige Kopien der Erbinformation nachgewiesen werden können (siehe Kapitel V).

4. Warum ist die antivirale Therapie nicht immer erfolgreich?

Viele Viren verwenden zur Vervielfältigung ihrer Genome Enzyme, für die sie in der Erbinformation eigene Gene besitzen. Die viralen DNA- und RNA-Polymerasen sind hochspezialisierte Enzyme, die den Viren eine effiziente Replikation ihrer Erbinformation ermöglichen. Ihnen fehlt jedoch eine wichtige Eigenschaft, die zelluläre DNA-Polymerasen auszeichnet: Virale Polymerasen verfügen meist nicht über die Funktionen zur Überprüfung, ob die neu gebildeten Nukleinsäurestränge in ihrer Sequenz völlig komplementär zu den Matrizensträngen sind, die sie abschreiben. Sie haben also keine *Proofreading*-Kapazität. Viren mutieren daher sehr einfach und schnell (siehe Kapitel II und IV). Werden nun antivirale Chemotherapeutika zur Be-

Tabelle 5: Auswahl von antiviralen Chemotherapeutika und ihre Einsatzgebiete

Hemmstoff	Handelsname/ Bezeichnung	Einsatzgebiet	Wirkungsweise
Acycloguanosin Aciclovir	Zovirax	Herpes-simplex-Virus, Varicella-Zoster-Virus	Basenanalogon, Kettenabbruch bei Genomreplikation
Ganciclovir Valganciclovir	Cymeven Valcyte	Zytomegalievirus	Basenanalogon, Kettenabbruch bei Genomreplikation
Letermovir	Prevymis	Zytomegalievirus	blockiert Terminase, hemmt Verpackung der Virusgenome
Adenosin-arabinosid	Vidarabin	Herpes-simplex-Virus, Varicella-Zoster-Virus	Basenanalogon, Kettenabbruch bei Genomreplikation
Famciclovir		Herpes-simplex-Virus, Varicella-Zoster-Virus, Epstein-Barr-Virus	Basenanalogon, Kettenabbruch bei Genomreplikation
Amantadin/ Rimantadin	Amant/ Flumadine	Influenza-A-Virus	blockiert H^+-Transporter, blockiert den Uncoating-Vorgang
Zanamivir/ Oseltamivir	Relenza Tamiflu	Influenza-A-Virus	Neuraminsäure-Analogon, hemmt Neuraminidase
Phosphonoameisensäure, Salz der	Foscarnet	Herpes-simplex-Virus, Zytomegalievirus, Varicella-Zoster-Virus, HIV	nichtnukleosidisch, hemmt Polymerasen
Azidothymidin	Zidovudin	HIV	Basenanalogon, hemmt Reverse Transkriptase
Didesoxycytidin	Zalcitabin	HIV	Basenanalogon, hemmt Reverse Transkriptase
Didesoxyinosin	Didanosin	HIV	Basenanalogon, hemmt Reverse Transkriptase
Didesoxy-3'-thiacytidin	Lamivudin	HIV	Basenanalogon, hemmt Reverse Transkriptase

Nevirapin	Viramune	HIV	nichtnukleosidisch, hemmt Reverse Transkriptase
Saquinavir, Indinavir, Nelfinavir, Ritonavir	Invirase, Crixivan Viracet, Norvir	HIV	hemmt Protease
Maraviroc	Celsentri	HIV	hemmt Adsorption, Antagonist zum Korezeptor CCR5
Enfuvirtid	Fuzeon	HIV	hemmt Virusaufnahme, Synthetisches Peptid
Ratelgravirus	Isentress	HIV	hemmt Integration des Virusgenoms
Adefovir	Hepsera	Hepatitis-B-Virus	Basenanalogon, hemmt virale Polymerase
Telbivudin	Sebivo	Hepatitis-B-Virus	Basenanalogon, hemmt virale Polymerase
Sofosbuvir	Sovaldi	Hepatitis-C-Virus	Basenanalogon, hemmt virale RNA-Polymerase
Boceprevir	Victreli	Hepatitis-C-Virus	Peptidomimetikum hemmt virale Protease
Paritaprevir	Technivie	Hepatitis-C-Virus	hemmt virale Protease
Velpatasvir	Epclusa, Vosevi	Hepatitis-C-Virus	hemmt virale Morphogenese
Ribavirin		Lassa-/Ebolavirus, Respiratorisches Syncytialvirus	hemmt Capping der Transkripte, Replikation

handlung von Viruserkrankungen eingesetzt, üben diese einen starken Selektionsdruck auf die Erreger aus. Es werden dadurch immer die Virusvarianten vermehrt bzw. begünstigt, deren Enzyme gegen die verschiedenen Hemmstoffe resistent sind und sich daher ihrer Wirkung entziehen. Diese Varianten werden von den Hemmstoffen nicht mehr beeinflusst, sie können überleben. Auch in den Fällen, in denen sich die resistenten Virusvarianten – bedingt durch die Mutationen – nicht mehr optimal vermehren, haben sie im Vergleich zu den nicht resistenten Wildtypviren einen deutlichen Überlebensvorteil. Solche resistenten Viren hat man schon bald bei Aids-Patienten gefunden, die mit den ersten verfügbaren Hemmstoffen der Reversen Transkriptase wie dem Azidothymidin behandelt wurden. Sie traten jedoch auch auf, wenn zur Behandlung der Influenza (Grippe) Amantadin eingesetzt wurde. Mittlerweile geht man davon aus, dass weltweit die Vermehrung aller Influenzaviren durch Amantadin nicht mehr gehemmt werden kann. Entsprechende Resistenzprobleme treten bei der Therapie von Herpes- und Hepatitis-C-Virusinfektionen mit den entsprechend wirkenden Substanzen auf.

Die Mutationen verändern die davon betroffenen Enzyme derart, dass die Hemmstoffe nicht mehr als Substrate akzeptiert werden, sie binden sich nicht mehr daran. Heute hat man jedoch zur Behandlung von Aids oder Hepatitis C Therapeutika zur Verfügung, die unterschiedliche Virusfunktionen hemmen oder sich dabei an unterschiedliche Bereiche eines Enzyms, beispielsweise der Reversen Transkriptase, binden. Deswegen setzt man heute Kombinationen von mehreren Hemmstoffen ein, die verschiedene molekulare Angriffspunkte haben. Durch diese *Kombinationstherapie* wird es den Viren erschwert, alle für eine mögliche Resistenzbildung notwendigen Proteine und Proteinregionen gleichzeitig zu verändern. Abgesehen davon, dass dies statistisch recht unwahrscheinlich ist, dürften diese vielfachen Mutationen auch die Infektiosität und Vermehrungsfähigkeit der entstehenden Virusvarianten beeinflussen. Durch die Entwicklung mehrerer neuer antiviraler Hemmstoffe und deren Einsatz in der Kombinationstherapie konnte man im Fall der Aids- und der Hepatitis-C-Erkrankungen deutlich verbesserte Therapieformen entwickeln, welche die Ausbildung resistenter Viren verhindern. Im Fall der Hepatitis C kann man bei entsprechend konsequent durchgeführter Behandlung die Viren tatsächlich aus dem Organismus eliminieren und die Erkrankung heilen. Bei der Aids-Erkrankung wird bei den infizierten Personen ein weitgehend symptomfreier Zustand erhalten. Allerdings ist aufgrund der Integration des HIV-Genoms in die Erbinformation der Wirtszellen hier eine endgültige Heilung, also die Vernichtung aller Virusgenome im Organismus, nicht möglich.

Glossar

Adsorption: Frühester Schritt der Infektion einer Zelle durch ein Virus, bei welchem die spezifische Bindung der Oberflächenregionen des Erregers (Kapsidproteine oder Membranproteine) an zelluläre Strukturen (Proteine, Lipide Kohlehydrate) stattfindet.

Antigen: Substanz, die vom Immunsystem als körperfremd erkannt wird, beispielsweise ein Protein, eine Zuckerstruktur oder eine andere chemische Verbindung.

Antigenität: Die Erkennbarkeit eines Proteins oder einer anderen Substanz durch das Immunsystem. Schon geringfügige Veränderungen und Variationen in der Aminosäurefolge eines Proteins (ausgelöst durch Mutationen im Genom) können bewirken, dass sich die Antigenität und damit die Erkennung durch Antikörper verändert.

Antikörper (Immunglobuline): Protein, das B-Lymphozyten als Reaktion auf ein in den Organismus eindringendes Molekül, beispielsweise ein Infektionserreger, produziert. Antikörper binden sich hochspezifisch an diese Moleküle und sind in der Lage, sie zu neutralisieren und für sich anschließende immunologische Prozesse zu kennzeichnen, beispielsweise für die Endozytose des Komplexes durch Makrophagen oder Granulozyten.

Apoptose: Programmierter Zelltod.

attenuierte Viren: Natürlich vorkommende oder durch kontinuierliche Züchtung in Zellkultur entstandene Varianten eines Virus, deren Virulenz abgeschwächt ist. Infektionen mit solchen Viren verlaufen meist ohne oder mit deutlich abgeschwächten Krankheitsanzeichen. Attenuierte Viren werden häufig als Impfstämme verwendet.

Bronchitis: Akute oder chronische Entzündung der Schleimhaut im Bereich der großen und mittleren Bronchien, das heißt der Fortsetzungen der Luftröhre zur Atemluftleitung in der Lunge.

Budding (englisch *to bud* = knospen, sich entwickeln): Knospung, hier der entstehenden Viruspartikel aus zellulären Membrankompartimenten.

Cap-Gruppe (5'-Cap-Gruppe): Bei Eukaryoten nach der Transkription an die 5'-Enden der mRNA angefügte Modifikation aus einem 7-Methylguanosin, das über eine Triphosphatgruppe in 5'-5'-Bindung mit der 5'-OH-Gruppe des nächsten Nukleotids verbunden ist. Auch dieses und das sich daran anschließende Nukleotid sind modifiziert, und zwar jeweils an der 2'-OH-Gruppe der Ribose.

Codon: Folge von drei Nukleotiden in einem DNA- oder RNA-Molekül, das die Information für den Einbau einer bestimmten Aminosäure in ein Protein darstellt.

Diagnose: Bei der Diagnose handelt es sich um die Zuordnung von Phänomenen zu einer Kategorie und deren Interpretation. Im Gesundheitswesen (Medizin, Pflege, Physiotherapie, Psychologie etc.) versteht man unter Diagnose die genaue Zuordnung von Befunden oder Symptomen (Krankheitsanzeichen) zu einem Krankheitsbegriff bzw. einer Symptomatik im Sinne eines Syndroms. Das festgestellte Syndrom ergibt zusammen mit der Krankheitsursache und -entstehung die Diagnose.

Embryopathie: Die Schädigung des Embryos vor der Geburt, zum Beispiel durch Infektionserkrankungen der Mutter.

Endoplasmatisches Retikulum (ER): Labyrinthartig gefaltetes, membranumschlossenes Kompartiment im Zytoplasma von eukaryotischen Zellen. Es stellt Ausstülpungen der äußeren Kernmembran dar. An seiner dem Zytoplasma zugewandten Seite werden an mit der ER-Membran assoziierten Ribosomen (raues ER) sekretorische und Membranproteine synthetisiert und in das Lumen eingeschleust.

Endemie/endemisch: Das andauernd gehäufte Auftreten von Infektionen in einer begrenzten Region oder Population. Die Häufigkeit der dabei auftretenden Infektionsfälle bleibt dabei überwiegend gleich, ist aber im Verhältnis zu anderen Regionen oder Populationen erhöht. Die entsprechende geographische Region wird als Endemiegebiet bezeichnet.

Endothel: Das einschichtige Epithel, das die Herzräume und die Innenseiten der Blut- und Lymphgefäße auskleidet.

Endozytose: Aufnahme von Material in die Zelle durch Einstülpung der Zytoplasmamembran und Internalisierung in einem membranumhüllten Vesikel.

Enteritis: Akute oder chronische Entzündung des Dünndarms.

Entzündung: Unspezifische oder spezifische Abwehrreaktion des Organismus auf verschiedene Krankheitsauslöser (Noxen). Entzündungen können durch chemische, mechanische, elektrische, strahlungsbedingte oder biologische Einwirkungen ausgelöst werden. Zu Letzteren zählen Infektionen mit Viren, Bakterien oder Parasiten und deren

Produkte. Eine Entzündung ist durch einen in Phasen gegliederten Ablauf gekennzeichnet: vaskuläre Reaktion, gesteigerte Gefäßpermeabilität, Exsudation (die Abgabe bestimmter Anteile des Blutes durch die entzündungsabhängig veränderten Gefäßwände in die Nachbargewebe oder auf eine innere oder äußere Körperoberfläche), leukozytäre Emigration (Chemotaxis oder Phagocytose), Bindegewebsproliferation. Klassische Entzündungszeichen sind Rötung, Überwärmung, Schwellung, Schmerz und eingeschränkte Funktion.

Enzephalitis: Akute oder chronische Entzündung von Gehirngewebe.

Enzym: Protein, das eine spezifische chemische Reaktion katalysiert.

Epidemie/epidemisch: Die zeitliche oder örtliche Häufung einer Infektionskrankheit innerhalb einer begrenzten Region oder Population. Man spricht von einer Epidemie, wenn in einem bestimmten Zeitraum die Anzahl der Infektions- und der damit verbundenen Erkrankungsfälle zunimmt.

Episom: Ringförmig geschlossenes (zirkuläres) Nukleinsäuremolekül.

Epithel: In einer oder mehreren Schichten angeordnetes Deckgewebe aus fast lückenlos aneinandergefügten Epithelzellen. Es enthält keine Gefäße und stellt ein Schutz- und Stoffwechselorgan mit der Fähigkeit zur Resorption (Aufnahme von Stoffen, beispielsweise das Alveolarepithel der Lungenkapillaren oder das Darmepithel) und Sekretion (beispielsweise in Drüsen). Es bedeckt als Epidermis die äußere Körperoberfläche und kleidet die Hohlorgane und Körperhöhlen aus.

Epitop: Für das Immunsystem zugängliche Struktur (antigene Determinante). Von der variablen Domäne von Antikörpern (Immunglobulinen) erkannte Epitope befinden sich meist auf der Oberfläche von Partikeln und Makromolekülen wie Proteinen. Sie können zum Beispiel von vier bis sechs Aminosäuren langen Peptidabschnitten eines Proteins (sequentielle Epitope) oder von strukturellen, faltungsabhängigen Parametern (strukturelle oder diskontinuierliche Epitope) dargestellt werden. Auch Proteinmodifikationen (etwa Zuckermoleküle oder Phosphate) werden von Antikörpern als Epitope erkannt. Von T-Lymphozyten erkannte Epitope sind dagegen Peptidabschnitte von Proteinen, die mit MHC-Proteinen Komplexe bilden und auch von nicht an der Oberfläche exponierten Proteinstrukturen abgeleitet sind. Diese Komplexe werden von T-Zell-Rezeptoren erkannt.

Eukaryot, eukaryotische Zelle: Organismen (Menschen, Tiere, Pflanzen, Pilze, einige Algen), die in ihren Zellen einen echten, von einer Membran umgebenen Kern enthalten, in dem die Erbinformation (DNA) in Chromosomen vorliegt. Eukaryotische Zellen verfügen des

Weiteren über Organellen wie Mitochondrien, Chloroplasten, ein Endoplasmatisches Retikulum, Golgi-Apparat, Endosomen, Lysosomen.

Exanthem: Hautausschlag.

Fibrozyt, Fibroblast: Ruhende bzw. junge Bindegewebszelle.

Flimmerepithel: Epithel, das an seiner freien Oberfläche mit eigenbeweglichen Flimmerhärchen ausgestattet ist, die den Transport von Flüssigkeiten und kleinen Teilchen in Richtung einer Körperöffnung bewirken (beispielsweise von Staubpartikeln im Bereich der Bronchien in Richtung Kehlkopf, von Nährstoffen und Flüssigkeiten im Bereich des Dünndarms in Richtung Dick- und Mastdarm).

Ganglion (Ganglion nervosum): Von einer Kapsel umschlossene Nervenzellen und -fasern mit umgebenden gliösen Mantelzellen, die sich als Verdickungen im Verlauf der Hirnnerven, der Rückenmarksnerven (Spinalnerven) oder als cholinerge Schaltstellen im vegetativen Nervensystem befinden.

Gen: Abschnitt auf der Erbinformation, der eine bestimmte Eigenschaft oder Funktion eines Organismus kontrolliert, die üblicherweise einem einzelnen RNA-Molekül oder Protein entspricht.

Genexpression: Der Prozess, über den ein Gen seinen Einfluss auf eine Zelle oder einen Organismus ausübt. In seinem Verlauf wird von dem Gen eine mRNA abgelesen und diese in ein Protein mit einer bestimmten Funktion (beispielsweise ein Enzym oder ein Strukturprotein) übersetzt.

Genom: Die gesamte genetische Information einer Zelle oder eines Organismus (auch eines Virus).

Genotyp: Die exakte genetische Ausstattung, also der individuelle Satz von Genen, die in der Erbinformation/dem Genom eines Virus zu finden sind, und die Abfolge der Basensequenz dieser Gene. Voneinander unterscheidbare Genotypen eines Virus sind durch einen definierten Prozentsatz an Basenunterschieden gekennzeichnet, die für jede Spezies einer Virusfamilie festgelegt wird.

Genus (lateinisch *genus* = Gattung, Klasse, Art): Hier verwendet als Bezeichnung für Virusgattungen.

Golgi-Apparat (nach seinem Entdecker Camillo Golgi benannt): Membranumgebenes Organell in eukaryotischen Zellen, in welchem die im Endoplasmatischen Retikulum hergestellten Proteine und Lipide modifiziert, sortiert und mittels der Golgi-Vesikel zu ihren Bestimmungsorten transportiert werden.

Hepatitis: Entzündung der Leber.

Herdenimmunität: Der in einer Bevölkerung vorhandene Schutz vor einer Infektionskrankheit.

Hülle (Virushülle; englisch = *envelope*): Von zellulären Membranen (Zytoplasmamembran, Kernmembran, Membran des Endoplasmatischen Retikulums oder des Golgi-Apparats) abgeleitete äußere Lipidschicht, in welche die viralen, teilweise glycosylierten Membran- oder Hüllproteine eingelagert sind. Die Virushülle umgibt als Membran das Kapsid oder Nukleokapsid.

Ikosaeder: Regelmäßiger Körper (Partikel) mit 20 gleichseitigen Dreiecken als Flächen und zwölf Ecken.

Immunglobulin: siehe «Antikörper».

Immunsuppression (lateinisch *supprimere* = unterdrücken, unterschlagen): Herabsetzung oder Unterdrückung der körpereigenen Abwehrmechanismen. Die Immunsuppression kann durch Virusinfektionen (zum Beispiel durch das Humane Immundefizienzvirus, HIV) oder durch Einsatz von Medikamenten (zum Beispiel durch Gabe von Corticosteroiden, Cyclosporinen bei Organ- oder Knochenmarkstransplantationen sowie bei der Behandlung von Autoimmunerkrankungen) verursacht sein. Außerdem gibt es angeborene Immundefekte.

Infektion: Das Eindringen von Krankheitserregern (Viren, Bakterien, Pilzen, Parasiten etc.) in einen Organismus (Mensch, Tier, Pflanze) und ihre Vermehrung in diesem Organismus. Entwickelt der Organismus im Verlauf dieses Vorgangs Erkrankungsanzeichen (Symptome), dann spricht man von einer Infektionskrankheit.

Infiltration: Krankhaft vermehrtes, meist örtlich begrenztes Eindringen oder Einwandern von regulären, krankhaften oder fremdartigen Zellen in bestimmte Körperregionen und/oder Organe. Gebräuchlich in Zusammenhang mit immunologisch aktiven Zellen, die als Folge der Virusvermehrung in die infizierten Organe einwandern.

Inkubationsphase (-periode): Zeitspanne zwischen der Infektion (dem Kontakt) mit einem Erreger und dem Auftreten der ersten Krankheitsanzeichen.

Inokulation: Einbringung oder Übertragung von Erreger- oder Zellmaterial (Inokulum) in einen Organismus oder in einen Nährboden.

Kapsid: Aus Proteinen aufgebaute, ikosaedrische oder helikale Partikelstrukturen von Viren.

Kapsomere: Proteinkomponenten, welche die Kapside aufbauen. Sie können von einem oder mehreren Virus-Strukturproteinen gebildet werden.

Karzinom: Bösartiges Neoplasma epithelialer Herkunft.

Kernmembran: Aus zwei Lipiddoppelschichten bestehende Membran (einer inneren und einer äußeren Kernmembran), die den Kern einer eukaryotischen Zelle umgibt. Sie wird von Kernporen (Kanälen durch die Kernmembran) durchquert. Sie ermöglichen den Export (beispielsweise von mRNA-Molekülen) oder den Import (beispielsweise von Kernproteinen) aus dem Kern in das Zytoplasma und umgekehrt.

konnatal: Als konnatale oder pränatale Infektionen werden solche Infektionen bezeichnet, die während der Schwangerschaft auf den Feten übertragen werden, ihn infizieren und dabei intrauterin zu Erkrankungen mit möglicherweise dauerhaften Schäden führen können.

Kontamination: Behaftung von Haut (z. B. an Händen), Flächen oder Gegenständen durch Kontakt mit Materialien, die Infektionserreger enthalten.

Latenz, latente Infektion: Infektionsform, bei der das Virus nach einer Primärinfektion im Organismus verbleibt, ohne dabei infektiöse Viren zu bilden oder Krankheitsanzeichen zu verursachen. Die Viren können durch bestimmte innere oder äußere Reize zur erneuten Replikation angeregt werden, was zu Rekurrenzen der Symptome der Primärinfektion führt. Latente Infektionen findet man vor allem bei Herpesviren.

Letalität: Zahl der Todesfälle im Verhältnis zur Zahl neuer Infektions- oder Erkrankungsfälle bei einer bestimmten Erkrankung.

Meningitis: Entzündung der Hirn- und/oder Rückenmarkshäute (Meningen).

Meningoenzephalitis: Entzündung der Hirn- und/oder Rückenmarkshäute (Meningen) zusammen mit einer Entzündung des angrenzenden Hirngewebes.

Metastase: Ein sekundärer Erkrankungs-/Tumorherd, der durch Verschleppung einzelner Zellen von einem primären, meist fortbestehenden Krankheitsherd oder Tumorzellverband in andere Körperregionen entstanden ist.

Mortalität: Anzahl der Todesfälle als Folgen einer (Infektions-)Erkrankung in einem bestimmten Zeitraum, bezogen auf die Gesamtzahl der Bevölkerung.

Myokarditis: Entzündung des Herzmuskels.

Nekrose: Lokales Absterben von Zellen eines Gewebeverbandes in einem lebenden Organismus.

Neoplasma, Neoplasie: Neubildung von Körpergewebe durch unreguliertes, enthemmtes autonomes Überschusswachstum der Zellen.

nosokomial: Mit Bezug auf Krankenhaus. Unter Nosokomialinfektionen versteht man solche, die man bei Aufenthalten in Kliniken, Krankenhäusern oder ähnlichen Einrichtungen erworben hat.

Nukleokapsid: Komplex aus Kapsidproteinen und dem Virusgenom (DNA oder RNA).

Pandemie/pandemisch: Die Länder und Kontinente übergreifende Ausbreitung einer Infektion/Infektionskrankheit. Eine Pandemie ist im Unterschied zur Epidemie nicht auf eine bestimmte Region begrenzt.

Pathogenität: Die genetisch bedingte Fähigkeit von Viren (auch Bakterien oder Parasiten), eine Krankheit bei Menschen oder Tieren auslösen zu können.

perinatal: Die Zeit um die Geburt des Kindes betreffend.

Persistenz, persistierende Infektionen (lateinisch *persistere* = verharren, stehen bleiben): Infektionen, in deren Verlauf das Virus nicht durch das Immunsystem aus dem Organismus entfernt wird, sondern über lange Zeiträume dort verbleibt und sich kontinuierlich, wenn auch oft nur mit niedriger Rate vermehrt.

Pharmakokinetik: Die Lehre der Pharmakokinetik beschreibt die Wirkung des Organismus auf ein Medikament. Dazu zählen die Art und Weise der Resorption (Aufnahme durch die Körperzellen), seine Verteilung im Körper, seine Wechselwirkung mit zellulären Bestandteilen und Proteinen, seine Ausscheidung. Alle diese Vorgänge bestimmen die Zeit und die Konzentration, in der die Substanz im Organismus vorhanden und verfügbar ist.

Pharyngitis: Entzündung der Rachenschleimhaut.

Pneumonie: Diffuse oder herdförmige Entzündung der Lunge.

Polymer: Große, meist lineare Moleküle, die durch Verknüpfung einer Vielzahl identischer oder ähnlicher Untereinheiten (Monomere) aufgebaut sind.

Polymerase: Allgemeine Bezeichnung für ein Enzym, das die Addition von Untereinheiten an ein Polymer katalysiert. So macht eine DNA-Polymerase DNA und fügt dabei Desoxyribonukleotidbausteine aneinander, wohingegen die RNA-Polymerasen Ribonukleotide miteinander verbinden und somit RNA synthetisieren.

pränatal (siehe «konnatal»): Vor der Geburt, auf das Kind bezogen.

Prokaryot: Organismen (Bakterien, Blaualgen), die weder einen membranumschlossenen Zellkern noch Organellen wie Mitochondrien oder Chloroplasten enthalten.

Protease (Proteinase, proteolytisches Enzym): Enzym, das Proteine durch Hydrolyse (Spaltung) einiger Peptidbindungen abbaut (Beispiele: Trypsin, Chymotrypsin, Papain).

Protein: Lineares Polymer aus Aminosäuren, die in einer spezifischen Sequenz über Peptidbindungen miteinander verknüpft sind. Die Sequenzabfolge der Aminosäuren ist in der Basenfolge der Nukleinsäure (Erbinformation) festgelegt.

Quasispezies: Eine Population einander sehr ähnlicher, aber nicht identischer Viren. Quasispezies entstehen insbesondere bei RNA-Viren durch die hohe Fehlerrate der viralen RNA-abhängigen RNA-Polymerasen, die bei der Replikation der Virusgenome eine große Zahl falsch gepaarter Basen in die Erbinformation einbauen.

Reinfektion: Erneute Infektion mit dem gleichen Virus oder Bakterium.

Replikation: Autoduplikation (Neusynthese) der Erbinformation einer Zelle, eines Bakteriums, eines Virus.

Rekurrenz (lateinisch *recurrere* = zurücklaufen, wiederkommen): Wiederkehrende Symptomatik einer Infektion. Bekannt vor allem bei Herpesvirusinfektionen, bei welchen die Erreger latent im Organismus bleiben. Durch innere und äußere Einflüsse können sie aus der Latenz zur erneuten Virusvermehrung angeregt werden, die mit ähnlichen Krankheitsanzeichen einhergeht wie die Erstinfektion.

Rezidiv: Das Wiederauftreten einer Erkrankung nach ihrer völligen Abheilung. Rezidive von Infektionskrankheiten können durch eine erneute Infektion mit dem ursprünglichen Erreger verursacht werden (zum Beispiel durch die nach der Erstinfektion latent im Organismus vorliegenden Herpesviren) oder durch Erreger aus einem erneut aktiven Krankheitsherd.

Sarkom: Bösartige, örtlich zerstörende, auf dem Blutweg metastasierende Geschwulst mit Ursprung in mesenchymalen Geweben (Weichteil-, Stütz- und neurogenes Gewebe sowie dem interstitiellen Bindegewebe einzelner Organe).

Sekretion: Produktion und Ausscheidung einer Substanz durch eine Zelle.

Serokonversion: Das Auftreten von Antikörpern im Serum eines Patienten, das bisher frei von den entsprechenden Immunglobulinen war. Die Serokonversion tritt als Folge einer Infektionserkrankung oder Impfung auf.

Serum (Blutserum): Der flüssige, nach erfolgter Blutgerinnung verbleibende Teil des Blutes.

Symptom: Krankheitsanzeichen.

Syndrom: Als Syndrom bezeichnet man in der Medizin das gleichzeitige Vorliegen verschiedener Merkmale (Symptome) mit meist einheitlicher Ursache.

Transkription: Das Kopieren (Umschreiben) eines Nukleinsäurestrangs (üblicherweise eines DNA-Stranges) in eine komplementäre RNA-Sequenz durch das Enzym RNA-Polymerase.

Translation: Vorgang, bei dem im Zytoplasma der Zelle von einem mRNA-Molekül ein Protein synthetisiert wird. Die Sequenzfolge der mRNA bestimmt dabei die Aminosäureabfolge im Protein, Überträger der Aminosäuren sind die tRNA-Moleküle. Der Prozess findet an Ribosomen statt und benötigt eine große Anzahl an Enzymen und Faktoren.

Tropismus: Die Fähigkeit eines Virus, bestimmte Typen von Zellen (Zelltropismus), Geweben (Gewebetropismus) oder Organen (Organtropismus) zu infizieren und sich dort zu vermehren. Unter Wirtstropismus versteht man die bevorzugte oder ausschließliche Infektion einer bestimmten Spezies als Wirtsorganismus.

Tumor (lateinisch *tumor* = Anschwellung, Geschwulst): Allgemeine Bezeichnung für jede umschriebene Schwellung von Körpergewebe.

Tumorsuppressorprotein (Antionkogen): Ein Zellprotein, dessen normale Funktion die Beschränkung und Regulation der Teilungsaktivität und des Invasivverhaltens von Zellen (Eindringvermögen in andere Gewebebereiche) in einem Gewebe ist. Der Verlust, die Inaktivierung oder die Mutation der Gene, die für diese Zellproteine kodieren, führt zum Verlust der Kontrolle der Teilungsaktivität und trägt dazu bei, dass eine Zelle zur Krebszelle wird.

ultrafiltrierbar: Bezeichnung für Substanzen oder Partikel, die durch für Bakterien dichte Filtersysteme nicht abgetrennt werden können.

Uncoating: Freisetzen der viralen Erbinformation bzw. des Nukleokapsids in das Zytoplasma nach Aufnahme eines an die Zelloberfläche gebundenen Viruspartikels, beispielsweise durch Endozytose.

Vakzine: Impfstoff.

Virämie: Auftreten von Viren im Blut der infizierten Person.

Virion: Infektiöses Viruspartikel.

Virulenz: Summe aller Eigenschaften eines Erregers (Virus), die zur Krankheitsentstehung in einem Menschen oder einem Tier beitragen. Die Virulenz wird quantifiziert als LD50, das heißt als die Zahl der Erreger, die ausreicht, um 50 Prozent der Versuchstiere oder der Zellen in einer Kultur zu töten.

Virus-Assembly (Virus-Morphogenese): Geordneter Zusammenbau der Virus-Strukturproteine und der Virusgenome zu infektiösen Partikeln am Ende des Infektionszyklus.

Zelle: Die Grundeinheit aller lebenden Organismen. Sie besteht aus einer wässrigen Lösung organischer Moleküle, die von einer Membran (Zellmembran, Zytoplasmamembran) umschlossen werden. Alle Zellen entstehen durch Teilung aus bereits existierenden Zellen.

Zelllinie: Aus primären Gewebekulturen gewonnene, meist relativ einheitliche Zellen oder Zellklone, die sich ohne Begrenzung in Kultur vermehren können.

Zellkern: Von einer Doppelmembran umhülltes Organell einer eukaryotischen Zelle, das die in Chromosomen organisierte DNA als Erbinformation enthält.

Zoonose/zoonotisch: Infektionen, bei der die Viren (oder andere Infektionserreger) von Tieren auf Menschen übertragen werden und eine Erkrankung verursachen können.

Zytopathogenität, zytopathogen: zellschädigend. Beispielsweise die zellschädigende Wirkung von Infektionserregern auf die Funktion, Gestalt und den Stoffwechsel von Zellen.

Zytopenie (Granulo-, Leuko-, Erythro-, Lympho-, Mono-, Thrombozytopenie): Verminderung der Zahl der jeweiligen Zellen im peripheren Blut.

Zytoplasma, Zytosol, Zellplasma: Die wässrige, von der Zytoplasmamembran umschlossene Lösung kleiner und großer Moleküle, die das Hauptkompartiment der Zelle ausfüllt. Ausgenommen sind membranumschlossene Organellen wie das Endoplasmatische Retikulum, die Mitochondrien, der Zellkern etc. Im Zytoplasma findet unter anderem der Glucosestoffwechsel, die Fettsäuresynthese, die Translation der mRNAs in Proteine statt.

Zytoskelett: Gerüst von Proteinfilamenten im Zytoplasma einer eukaryotischen Zelle. Es verleiht den Zellen ihre polarisierte Form (Ober- und Unterseite) und die Fähigkeit, gerichtete Bewegungen (Motilität) zu vollziehen. Die wichtigsten Bestandteile des Zytoskeletts sind die Aktinfilamente (etwa 7 nm dicke Ketten aus Aktinmolekülen, die wichtig für die Bewegung der Zellen sind), die Mikrotubuli (etwa 20 nm im Durchmesser umfassende, steife, zylindrische Strukturen aus Tubulin; sie verleihen den Zellen ihre Form und sind auch an der Ausbildung der Mitosespindel beteiligt) und die Intermediärfilamente (etwa 10 nm dicke seilartige Bündel, die den Zellen Zugfestigkeit verleihen).

Kommentiertes Literaturverzeichnis

Brown, T. A., Vogel, S.: Gentechnologie für Einsteiger. Spektrum Akademischer Verlag, 6. Auflage 2011. Dieses übersichtliche Taschenbuch enthält grundlegende Erklärungen und Darstellungen zu den in der Gentechnologie üblichen Methoden und Praktiken.

Fuchs, G., Bramkamp, M., und weitere: Allgemeine Mikrobiologie. Thieme Verlag, 11. Auflage 2021. Aktuelles und umfassendes Standardwerk der Mikrobiologie, das einen Überblick zu Zellstoffwechsel, Molekularbiologie und Genetik von Bakterien, Viren und Pilzen gibt.

Graw, J. (Hrsg.), Alberts, B., Hopkin, K., und weitere: Lehrbuch der Molekularen Zellbiologie. Verlag Wiley-VCH, 5. Auflage 2021, übersetzt aus dem Englischen. Dieses Lehrbuch richtet sich an alle, die zu den molekularen Vorgängen in einer Zelle (sowohl hinsichtlich der Genetik wie des Zellaufbaus und biochemischer Vorgänge) Informationen suchen.

Hacker, J., Heesemann, J.: Molekulare Infektionsbiologie – Interaktionen zwischen Mikroorganismen und Zellen. Spektrum Akademischer Verlag, 2013. Das Buch befasst sich mit den molekularbiologischen Aspekten von überwiegend bakteriellen Infektionen.

Howley, P. M., Knipe, D. M.: Fields Virology, mehrere Bände (DNA viruses, RNA viruses, Emerging viruses, Fundamental viruses). Wolter Kluwer (Philadelphia, Baltimore), 6./7. Auflagen 2013, 2020, 2021. Das grundlegende und umfassende Werk der Virologie. Auf mehreren tausend Seiten werden in englischer Sprache alle medizinischen, klinischen und molekularbiologischen Fragen der Virologie dargestellt.

Jilg, W.: Der Impfkurs. Eine Anleitung zum richtigen Impfen. Ecomed-Verlag, 4. Auflage 2018. Das Taschenbuch gibt einen umfassenden Überblick zu den in Deutschland zugelassenen Impfungen und ihrer Anwendung.

Kayser, F. H., Böttger, E. C., Haller, O., Deplazes, P., Roers, A.: Medizinische Mikrobiologie. Thieme Verlag, 13. Auflage 2014. Ein übersichtlich gegliedertes Taschenbuch, das sich mit den naturwissenschaftlichen, aber auch mit den medizinischen Fragen zu Infektionen befasst. Es werden neben den erregerspezifischen Fragen auch die immunologischen Aspekte schwerpunktmäßig angesprochen.

Modrow, S., Truyen, U., Schätzl, H.: Molekulare Virologie. Springer Spektrum, 4. Auflage 2022. Dieses Buch richtet sich vor allem an Studierende der Naturwissenschaften und der Human- und Tiermedizin. Es befasst sich grundlegend mit den molekularbiologischen Aspekten von human- und veterinärmedizinisch relevanten Viren.

Mölling, K.: Viren: Supermacht des Lebens. C.H. Beck, 2. Auflage 2021. Ein unterhaltsamer Bericht über die Geschichte der Viren und ihre Supermacht.

Nordheim, A., Knippers, R., und weitere: Molekulare Genetik. Thieme Verlag, 11. Auflage 2018. Dieses Standardwerk vermittelt einen Überblick über das gesamte aktuelle Grundwissen der molekularen Genetik. Es stellt die molekulargenetischen Prozesse an mikrobiellen und tierischen Systemen, inklusive des Menschen, dar.

Suerbaum, S., Burchard, G.-D., und weitere: Medizinische Mikrobiologie und Infektiologie. Springer, 9. Auflage 2020. Das Buch gibt einen umfassenden Überblick zu den medizinischen Aspekten der Infektionserkrankungen des Menschen. Neben Viren gehen die Autoren sehr ausführlich auch auf die durch Bakterien, Pilze oder Parasiten verursachten Infektionen ein.

Tobler, K., Ackermann, M., Fraefel, C.: Allgemeine Virologie, UTB, 2. Auflage 2021. Ein übersichtlich gestaltetes Taschenbuch, das grundlegende Vorgänge von Virusinfektionen erklärt.

Register